Wirth · Die vektorielle Information des EKG

Die vektorielle Information des EKG

programmiert für Klinik und Praxis

von Rolf Wirth

Johann Ambrosius Barth · München

Der Autor: Dr. med. Rolf Wirth, Facharzt für innere Krankheiten – Arbeitsmedizin
Regensburg

Gewidmet meiner Frau

ISBN 978-3-540-79652-7 ISBN 978-3-642-93606-7 (eBook)
DOI 978-3-642-93606-7

Eine Markenbezeichnung kann warenrechtlich geschützt sein, auch wenn in diesem Buch ein Hinweis auf etwa bestehende Schutzrechte fehlt

© 1969 by Johann Ambrosius Barth, München. Alle Rechte, auch die des auszugsweisen Nachdrucks, der photomechanischen Wiedergabe und der Übersetzung vorbehalten.
Gesamtherstellung: Graphische Werkstätten Kösel, Kempten.
Softcover reprint of the hardcover 1st edition 1969

Vorwort

Der Widerhall auf eigene Veröffentlichungen im in- und ausländischen Schrifttum sowie die Erfahrungen als Referent bei Kongressen und Fortbildungstagungen ermutigen mich, vektorielle Informationen zu vermitteln, die auf Klinik und Praxis ausgerichtet sind.
Hat sich erst einmal die mancherorts vorhandene Scheu vor grundsätzlichen und methodischen Fragen gelegt, so wird der Wert einer derartigen Darstellung offenbar. Auf mathematische Erörterungen habe ich verzichtet und manches vereinfacht dargestellt. Ein solches Vorgehen schmälert aber, wie sich in der Elektrokardiografie zeigt, keineswegs die Aussagekraft. Die Ergebnisse werden als Konzentrat angeboten, deshalb entfallen physiologische Tatbestände und klinische Spekulationen.
Die vektorielle Systematik zeigt Zusammenhänge auf, die durch die elektrokardiografische Ableitungstechnik und die vektorielle Interpretation des Elektrokardiogramms bedingt sind. Dabei werden auch Beziehungen zwischen Vektorkardiogramm und Elektrokardiogramm abgeleitet und eine Brücke zur Datenverarbeitung geschlagen. Die Technik der Elektrokardiografie wird behandelt, die Terminologie geordnet und Aufschlüsse über die verschiedenen Untersuchungsmethoden gegeben.
Das Buch ist als Ergänzung zu Lehrbüchern und Kompendien gedacht und stellt ein Arbeitsmittel für den Arzt und seine Mitarbeiter dar. Neben den praktischen Empfehlungen soll zur Entmystifikation des Elektrokardiogramms und zur Erweiterung der Diagnostik beigetragen werden. Neue Impulse für klinische Untersuchungen zu geben, war meine Absicht. Möge damit der Wirkungsgrad des Elektrokardiogramms verbessert werden.
Zu danken habe ich Frau J. Kühnel-Wiesner für ihre stete Einsatzbereitschaft und unermüdliche Mitarbeit.

Nürnberg/Steingaden, Sommer 1969   Rolf Wirth

Inhalt

1 Untersuchungsmethoden in der Elektrokardiografie 11

1.1 Untersuchungsarten, deren Unterschiedlichkeit in der Methode begründet ist 11
    1.1.1 Extremitätenableitungen 11
    1.1.2 Brustwandableitungen 12
    1.1.3 Ösophagusableitungen 12

1.2 Untersuchungsarten, die unter besonderen Bedingungen zur Anwendung gelangen 13
    1.2.1 Steh-EKG 13
    1.2.2 Belastungs-EKG 13
    1.2.3 Weitere Funktionsproben 13

1.3 Literatur 14

2 Zur Terminologie in der Elektrokardiografie 15

2.1 Zacken und Streckenabschnitte 15

2.2 Elektrokardiografische Neologismen 18

2.3 Formbilder 19

2.4 Literatur 20

3 Vektorielle Systematik in der Elektrokardiografie 21

3.1 Begriffsbestimmungen 21
    3.1.1 EKG-Analyse 21
    3.1.2 EKG-Deutung 21
    3.1.3 Vektor 23

3.2 Vektorielle Korrelationen 24
    3.2.1 Interpretation der Ableitungen 24
        3.2.1.1 Extremitätenableitungen 24
        3.2.1.2 Brustwandableitungen 28
        3.2.1.3 Der sogenannte unipolare Abgriff 30
    3.2.2 Folgerungen für die Extremitätenableitungen 31
        3.2.2.1 Abhängigkeitsverhältnis 31
        3.2.2.2 Anordnung und Polung 32
    3.2.3 Zusätzliche Ableitungslinien durch »Spannungsteilerschaltung« ... 34
    3.2.4 System der vektoriellen Periodik 38

3.3 Zur Richtungsbestimmung der Vektoren 42
    3.3.1 Methoden 42
        3.3.1.1 Vektorkardiografie 42

         3.3.1.2 Meßmethoden 42
         3.3.1.3 Rechenscheiben 42
         3.3.1.4 Bestimmungstabellen 43
      3.3.2 Möglichkeiten und Grenzen 45
         3.3.2.1 Vektorieller Überblick 45
         3.3.2.2 Vektor und EKG-Amplitude 47
         3.3.2.3 Änderung des Vektors und Zeit 49
         3.3.2.4 Einteilung der Vektoränderungen 49
   3.4 Vorschläge zur Dokumentation und systematischen Auswertung vektorieller Befunde 49
      3.4.1 Vektorenplan und Vektorenkennlinie 50
      3.4.2 Folgerungen 52
      3.4.3 Beispiele 53
   3.5 Korrelation zwischen EKG und VKG 55
      3.5.1 Rückwirkungen unterschiedlicher Komponenten des VKG auf das EKG 57
         3.5.1.1 Vektorielles Minimum – Vektorielles Maximum 57
         3.5.1.2 Beurteilung der Größe des VKG 60
         3.5.1.3 Beurteilung der Richtung des VKG 61
         3.5.1.4 Beurteilung der Umlaufgeschwindigkeit des VKG 61
         3.5.1.5 Beurteilung der Form des VKG 62
         3.5.1.6 Beurteilung des Umlaufsinnes des VKG 66
      3.5.2 Zusammenfassung der Ergebnisse und Beispiel 68
   3.6 Die vektorielle Analyse des Elektrokardiogramms 71
      3.6.1 Ergebnisse 74
      3.6.2 Diskussion (Verlaufsfälle) 78
      3.6.3 Zusammenfassung und Folgerungen 82
         3.6.3.1 Übersicht 82
         3.6.3.2 Hämodynamik und Vektor 84
         3.6.3.3 Differenzwinkel zwischen QRS und T 86
         3.6.3.4 Beurteilungskriterien bei der vektoriellen Analyse 88
      3.6.4 Quellenverzeichnis der analysierten Kurven 88
   3.7 Zur Datenverarbeitung des EKG 89
      3.7.1 Allgemeine Bemerkungen 89
      3.7.2 Programmierung vektorieller Daten 90
      3.7.3 Ausblick 93
   3.8 Literatur 93

4 **Elektrokardiografische Technik** 98
   4.1 Empfehlungen für die sachgemäße Aufnahme von Elektrokardiogrammen . 98
      4.1.1 Die Wechselstromstörung und ihre Behebung 99
      4.1.2 Ratschläge, den Patienten betreffend 100
      4.1.3 Ratschläge, die Elektroden und die Anlagestellen betreffend 101
      4.1.4 Ratschläge, das Gerät und die Technik betreffend 102
      4.1.5 Ratschläge, die Kurve betreffend 102

4.2 Artifizielle Veränderungen des Elektrokardiogramms 103
    4.2.1 Artefakte der Gruppe A 103
    4.2.2 Artefakte der Gruppe B 105
    4.2.3 Artefakte der Gruppe C 107
4.3 Elektrokardiografische Gesetzmäßigkeiten 109
4.4 Hilfsmittel zur EKG-Auswertung 110
    4.4.1 Geräte 110
    4.4.2 Formeln 110
    4.4.3 Tafeln 111
4.5 Die EKG-Geräte 111
    4.5.1 Verstärker 112
    4.5.2 Schreibsysteme 112
    4.5.3 Weitere wichtige Faktoren 115
    4.5.4 Welchen Gerätetyp für wen? 118
4.6 Literatur 119

Sachverzeichnis 120

1 Untersuchungsmethoden in der Elektrokardiografie

Es werden nur solche elektrokardiografischen Untersuchungsmethoden berücksichtigt, deren praktische Bedeutung sich erwiesen hat. Dabei erfolgt eine Unterteilung in Untersuchungsarten, deren Unterschiedlichkeit in der Methode (in der Art der Ableitung) begründet ist und in Verfahren, die unter besonderen Bedingungen zur Anwendung gelangen.

1.1 Untersuchungsarten, deren Unterschiedlichkeit in der Methode begründet ist

Hier sind die Ableitungen von den Extremitäten, von der Brustwand und vom Ösophagus zu nennen. Das Routineprogramm umfaßt 6 Extremitäten- (I, II, III, aVR, aVL, aVF) und 6 Brustwandableitungen ($V_1 - V_6$). Bezüglich der Interpretation und der Anwendungsbreite dieser Ableitungen sei auf Kapitel 3.2.1 und 3.2.2 verwiesen.

1.1.1 Extremitätenableitungen

Standardableitungen nach EINTHOVEN

I	Ableitung zwischen re Arm und li Arm
II	Ableitung zwischen re Arm und li Bein
III	Ableitung zwischen li Arm und li Bein

Unipolare Extremitätenableitungen nach GOLDBERGER

aVR	Ableitung zwischen re Arm und li Bein/li Arm
aVL	Ableitung zwischen li Arm und li Bein/re Arm
aVF	Ableitung zwischen li Bein und li Arm/re Arm

1.1.2 Brustwandableitungen

Brustwandableitungen nach WILSON

- V_1 Ableitung zwischen 4. ICR am re Sternalrand
- V_2 Ableitung zwischen 4. ICR am li. Sternalrand
- V_3 Ableitung 5. Rippe zwischen V_2 und V_4
- V_4 Ableitung zwischen 5. ICR in der li Medioklavikularlinie
- V_5 Ableitung zwischen der Höhe von V_4 in der vorderen Axillarlinie
- V_6 Ableitung zwischen der Höhe von V_4 in der mittleren Axillarlinie

und Sammelelektrode (re Arm/li Arm/li Bein)

Die Ableitungen V_7, V_8 und V_9 werden in der Höhe von V_4 in der hinteren Axillarlinie, der Skapularlinie bzw. der Paravertebrallinie abgenommen.

Brustwandableitungen nach NEHB

- **D** Ableitung zwischen Sternalansatz der 2. re Rippe — und hinterer Axillarlinie in Höhe der Herzspitze
- **A** Ableitung zwischen Sternalansatz der 2. re Rippe — und Herzspitzenstoß
- **J** Ableitung zwischen hinterer Axillarlinie in Höhe des Herzspitzenstoßes — und Herzspitzenstoß

1.1.3 Ösophagusableitungen

Ableitung zwischen einer Ösophagus-Sonde in verschiedenen Höhen und der Wilson-Elektrode. Nach HOLZMANN erscheint es sinnvoll, bei den Ösophagusableitungen (Elektroatriogramm) die Elektrodenlage in Zentimetern von der Zahnreihe aus anzugeben (z. B. $V_{Oe_{28}}$). Die Bedeutung der Ösophagusableitung liegt in der günstigen Erfassung des linken Vorhofs sowie der Herzhinterwand (Hinterwandinfarkt!).

1.2 Untersuchungsarten, die unter besonderen Bedingungen zur Anwendung gelangen

Im allgemeinen wird das Elektrokardiogramm (EKG) bei ruhendem entspannten Patienten geschrieben. Dagegen wird bei den sog. elektrokardiografischen Funktionsproben der Proband unter verschiedene physikalische und chemische Einwirkungen gestellt. Diese Methoden stellen Sonderuntersuchungen dar. Von diesen hat sich das Steh- und Belastungs-EKG in der Praxis eingebürgert. Auf Kapitel 3.6.2 sei verwiesen.

1.2.1 Steh-EKG

Die Durchführung der Methode ist bezüglich der Zeitdauer nicht einheitlich. Die Extremitätenableitungen werden sofort nach dem Aufstehen und anschließend noch mehrmals (etwa bis zu 5 min) beim stehenden Patienten geschrieben. Als Routineprogramm ist vorzuschlagen:
1. Aufnahme sofort nach dem Aufstehen
2. Aufnahme bei stehendem Patienten nach 4 min

Das Steh-EKG dient zur Objektivierung orthostatischer Dysregulationen.

1.2.2 Belastungs-EKG

Beim Belastungs-EKG oder Arbeitsversuch wirkt auf den Patienten eine Belastung ein, die er selbst zu vollbringen hat. Über die Art der Belastung und die Zeitspanne zwischen Belastung und Registrierung besteht keine einheitliche Meinung. Treppensteigen und Kniebeugen finden ebenso Anwendung wie Kletter- und Stufenteste. Ein sinnvoller Arbeitsversuch erfordert eine meßbare Belastung mit einem geeichten Gerät: Dazu bieten sich die sog. Fahrradergometer (Eichung in Watt) an. Als Routineprogramm ist vorzuschlagen:
1. Aufnahme im Liegen sofort nach der Belastung
2. Aufnahme im Liegen nach 4 min

Beim Belastungs-EKG sollten in der Regel auch Brustwandableitungen geschrieben werden.

Das Belastungs-EKG dient vor allem zur Objektivierung einer Koronarinsuffizienz. Vor einer kritiklosen Anwendung wird gewarnt.

1.2.3 Weitere Funktionsproben

Während das Steh- und das Belastungs-EKG als Funktionsproben allgemein Anwendung finden, sind die im folgenden genannten Untersuchungsarten in Einzelfällen bedeutungsvoll: So kann z.B. der *Karotisdruckversuch* und der *Valsalva-Versuch* über die Konstanz von Extrasystolen Auskunft geben und funktionelle negative T-Zacken (Anomalie der Erregungsrückbildung, s. Kapitel 3.6.2) zum Verschwinden bringen. Das *Inspirations-EKG* dient zur Klärung der Bedeutung von Q-Zacken (Infarktdiagnose!) und negativen T-Zacken. Das *Atemanhalte-EKG* (LICKINT) ist vergleichbar mit dem *EKG bei Sauerstoffmangelatmung* und kann zur Aufdeckung einer Koronarinsuffizienz bedeutungsvoll sein. Schließlich sind die sog. *pharmakodynamischen Belastungen* zu nennen, die ebenfalls u. a. zur Feststellung einer Koronarinsuffizienz herangezogen werden.

1.3 Literatur

1. HALHUBER, M. J. und R. GÜNTHER: Praktischer EKG-Kurs, 3. Aufl. München 1966
2. HEINECKER, R.: EKG-Fibel. Stuttgart 1967
3. HOLZMANN, M.: Klinische Elektrokardiographie. Stuttgart 1965
4. KIRCHHOFF, H. W.: Praktische Funktionsdiagnostik des Herzens und Kreislaufs. München 1965
5. KIRCHHOFF, H. W. und P. BECKMANN: Regulationsstörungen des Herzens und Kreislaufs. München 1965
6. REINDELL, H., KÖNIG, K. und H. ROSKAMM: Funktionsdiagnostik des gesunden und kranken Herzens. Stuttgart 1967
7. SCHAUB, F. A.: Grundriß der klinischen Elektrokardiographie. Basel 1964
8. WIRTH, R.: intern. prax. 5, 47 (1965)

2 Zur Terminologie in der Elektrokardiografie

Die Terminologie in der Elektrokardiografie läßt eine Einheitlichkeit leider vermissen. Eingangs erfolgt die gängige Definition der Zacken und Streckenabschnitte. Dann werden einige neuere Bezeichnungen erklärt und die sog. Formbilder des EKG an Hand einer Abbildung vermittelt.

2.1 Zacken und Streckenabschnitte

Abb. 1 unterrichtet über die Zahlenwerte der Zacken und Streckenabschnitte (Höhe und Breite).

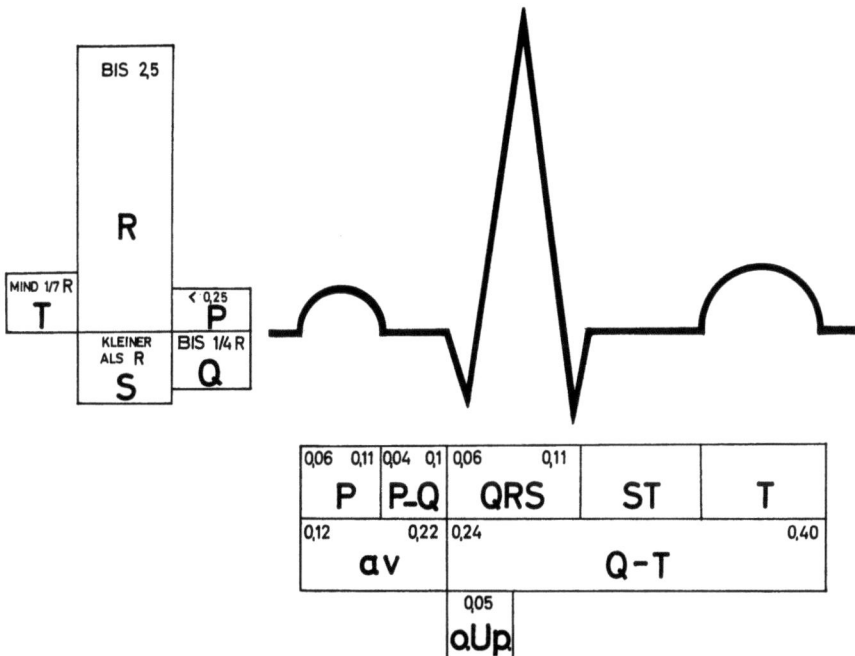

Abb. 1 Zahlenwerte der Höhe (mV) und der Breite (sec) der Zacken- und Streckenabschnitte (obere und untere Grenzwerte) des EKG

Definitionsgemäß hat man sich wie folgt festgelegt:
P ist der erste Zackenkomplex, der vor der QRS-Gruppe auftritt
Q ist die erste negative Ausschlagsrichtung des Kammerkomplexes
R ist die erste positive Zacke des Kammerkomplexes
S ist der erste negative Ausschlag, der einer R-Zacke folgt
T ist der erste sich von der ST-Linie abhebende positive oder negative Ausschlag
U ist eine nicht regelmäßig auftretende positive Welle, die der T-Zacke folgt
Darüber hinaus gibt es noch weitere Bezeichnungsweisen (z.B. R'-Zacke) zur Ergänzung.
Diese Definitionen sind historisch bedingt und gehen von der Einzelableitung aus. Das kann in bestimmten Fällen (z. B. Q-Zacken beim Infarkt) zu Schwierigkeiten führen. Aus Kapitel 3 ist dies ersichtlich. Nachfolgend einige Worte zu den Zahlenwerten der einzelnen Zacken und Strecken.

P-Zacke:
Als Meßpunkte werden genommen: Synchronschreibung: frühester Beginn in einer Ableitung und spätestes Ende in einer (vielleicht anderen) Ableitung. Einfachschreibung: breiteste P-Zacke.

P-Q:
Die P-Q-Strecke wird vom Ende der P-Zacke bis zum Anfang der Q- bzw. R-Zacke genommen. Dagegen versteht man unter PQ-Zeit die Strecke vom Beginn der P-Zacke bis zum Beginn von QRS. Als synonymer Ausdruck wird dafür auch av-Intervall gebraucht. PQ-Intervall ist auch üblich, ebenso erscheint der Ausdruck PQ-Dauer bzw. PR-Intervall, wenn keine Q-Zacke vorhanden ist. Als Meßpunkte beim PQ-Intervall, bzw. beim PR-Intervall, bzw. beim av-Intervall, bzw. bei der PQ-Zeit, bzw. für die PQ-Dauer aber *nicht* bei der PQ-Strecke werden – bei Synchronschreibung – der früheste Beginn der P-Zacke und der früheste Beginn von QRS in den jeweiligen Ableitungen genommen. Bei Einfachschreibung wird nicht, wie bei Messung der P-Zacke, der größte Wert genommen, sondern im allgemeinen der Ausschlag in der Ableitung II vorgeschlagen.

Q-Zacke:
Die Normaldaten von Q sind ebenso verwirrend:
Q soll in Ableitung I und II nicht mehr als 20% von R und nicht mehr als 15% des größten Ausschlages von I bis III betragen und in Ableitung III nicht größer sein als 100–150% von R in III, bzw. 60% des größten Ausschlages in Ableitung I bis III!

QRS-Dauer:
Als Meßpunkte werden genommen: Synchronschreibung: jeweils der früheste

Beginn und das letzte Ende in den Ableitungen. Einfachschreibung: der breiteste registrierte QRS-Komplex.

R-Zacke:
Die R-Zacke bzw. der QRS-Komplex wird zur Definition der Amplitude des EKG genommen. Bei hohen Ausschlägen spricht man von Hochspannung, bei niedrigen von Niederspannung des EKG.
Der Sokolow-Index summiert S in V_1 oder V_2 und R in V_5 oder V_6. Der Grenzwert ist 3,5 mV. Von Niederspannung wird im allgemeinen dann gesprochen, wenn keine Ober- oder Unterlänge der QRS-Gruppe in den Extremitätenableitungen 0,5 (0,6) mV überschreitet. Bei der Festlegung von Grenzwerten für die Brustwandableitungen besteht bezüglich der Definition einer Niederspannung eine ziemliche Uneinheitlichkeit. HILMER und WIRTH (3) haben bei der Niederspannung den größten Ausschlag in den Extremitätenableitungen zum größten Ausschlag in den Brustwandableitungen in Beziehung gesetzt. Sie unterscheiden:
Relative Niederspannung: Größte Gesamthöhe von QRS in den Extremitätenableitungen bis 0,7 mV bei normal großer oder nur gering veränderter Ausschlagshöhe in den Brustwandableitungen (Größenindex bis 0,35).
Absolute Niederspannung: Größte Gesamthöhe von QRS in den Extremitätenableitungen bis 0,7 mV bei gleichzeitig erniedrigten Brustwandableitungen (Größenindex über 0,35).
Paradoxe Niederspannung: Größenindex über 1,0; d. h. die Brustwandableitungen sind niedriger als die Extremitätenableitungen.

S-Zacke:
Oberer Meßpunkt ist die PQ-Strecke, unterer Meßpunkt der tiefste Teil der Spitze. Die Kriterien der Zeitmessung sind dieselben wie bei der Q-Zacke.

ST-Dauer:
Sie hat keine diagnostische Bedeutung. Zahlenangaben erübrigen sich deshalb.

QT-Dauer:
Diese ist klinisch bedeutungsvoll. Zahlenwerte und Meßpunkte sind aus Abb. 1 ersichtlich.

T-Zacke:
Als Nullstrecke (Nullinie) gilt das Niveau von TP. Bei ausgeprägten Tachykardien kann die Nullinie nicht mehr definiert werden, da T und P verschmelzen. Die Dauer der T-Zacke besitzt keine Aussagekraft, dagegen deren Höhe (Amplitude).

U-Zacke
Den Zahlenwerten wird keine entscheidende Bedeutung zugemessen.

Die Berechtigung einer derartig genauen Festlegung von Grenzwerten für die Einzelableitung sei dahingestellt. Auf die Ausführungen in Kapitel 3.5 und 3.6 wird verwiesen.

2.2 Elektrokardiografische Neologismen

Heute hat bei uns die englische Nomenklatur Fuß gefaßt. Dazu einige Beispiele:
Pit falls = Fallgruben, in die man hineinfallen kann, die den Auswerter von der richtigen Fährte ableiten.
Strain pattern = strain heißt Überlastung und pattern Form bzw. Muster. Das diskordante EKG bezeichnet ein Teil der Amerikaner als *ventricular strain*. Andere lehnen jedoch diesen Ausdruck ab, da er die Vorstellung eines schwachen und müden Herzmuskels nahelegt. Diese Forschergruppe spricht bei einem diskordanten EKG von *strength*, da sie der Ansicht ist, daß es sich noch um einen starken und kräftigen Herzmuskel handelt.
Pre-excitation = Erregungsverfrühung, wie sie das WPW-Syndrom kennzeichnet. *Intrinsic deflection* = »obererer Umschlagspunkt« oder »Ankunft des negativen Potentials«. *Roller-coaster* = eine ST-Strecke, die wie eine Achterbahn (Berg und Tal) aussieht. *Switch–over mechanism*, womit der Umschlag von negativen zu positiven T-Zacken beim Valsalva-Versuch gekennzeichnet ist. *Ulcerpattern* = Ulkus-EKG.
Die Terminologie in der Elektrokardiografie wurde in der jüngeren Vergangenheit aber auch durch deutsche Ausdrücke bereichert.
Auch dazu einige Beispiele:
Bezeichnungsweisen wie *P-dextrocardiale, P-sinistrocardiale* und *P-cardiale* (SCHMIDT) haben sich ebenso eingebürgert wie die Begriffe *Widerstandshypertrophie* und *Volumüberlastung*. Der *Querdissoziation* (av-Leitungsstörung) wird von HILMER (4) eine *Längsdissoziation* (physiologische Längsdissoziation = physiologische Rechtsverspätung) gegenübergestellt. Außerdem unterscheidet er zwischen einem *steil und glatt ansteigenden Schenkelblock* (bei Herzgesunden, Restzustand nach toxisch-infektiöser Myokarderkrankung, Dilatation eines Ventrikels) und einem *schräg* (träg) *und gesplittert ansteigenden Schenkelblock* (bei Kardiosklerose, Myokardfibrose, Herzinfarkt). Dem entspricht ein *Schenkelblock mit großer, bzw. kleiner Amplitude* (WIRTH). Schließlich begegnet man in jüngster Zeit Begriffen wie *myoirritative* Extrasystolen und *myodepressive* Extrasystolen. Weitere Begriffe, die vornehmlich einer Einteilung bzw. Unterscheidung dienen, finden sich in Kapitel 3.6.2. Neuerdings spricht man in der Elektrokardiografie auch von *Doppelgängern (double)*, deren EKG identisch sind. Schließ-

lich ist der Begriff *maskierte Form* gebräuchlich; darunter ist ein EKG zu verstehen, das unter falscher Flagge segelt.

2.3 Formbilder

Den Formbildern von ST (Hypertrophiezwischenstrecke, Digitalisveränderungen, Tachykardie, Koronarinsuffizienz, Mischform) und T (koronares T, »koronares« T, Erstickungs-T, Vagus-T, Veränderung durch Kalium, Einfluß durch Chinidin,

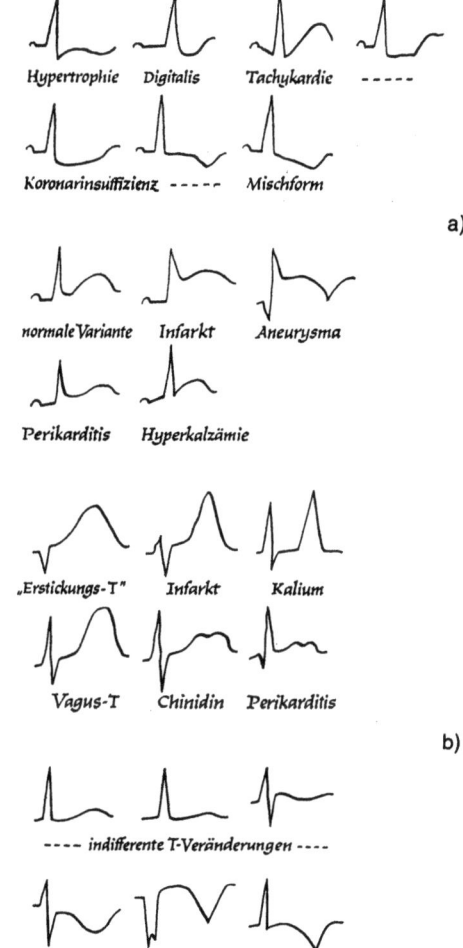

Abb. 2
Formbilder von ST und T des EKG

a) Veränderungen der Zwischenstrecke (ST-Strecke)
b) Veränderungen der Endschwankung (T-Zacke)

Perikarditis, Cor pulmonale, indifferente T-Veränderungen) kommt in der Diagnostik eine besondere Bedeutung zu. Abb. 2 zeigt Beispiele in einer Anordnung nach HILMER.

2.4 Literatur

1. GAEDCKE, W.: Elektromedizin Band 1 u. 2. (1956 u. 1957)
2. HALHUBER, M. J. und R. GÜNTHER: Praktischer EKG-Kurs, 3. Aufl. München 1966
3. HILMER, W. und R. WIRTH: Z.-Kreislaufforsch. 47, 194 (1958)
4. HILMER, W.: Cardiologia 49, 305 (1966)
5. LEMMERZ, A. H., SCHMIDT, R. und J. KRANEMANN: Die Deutung des EKG. Karlsruhe 1964
6. WIRTH, R.: intern. prax. 5, 47 (1965)
7. WIRTH, R.: practica internista 1, 47 (1965)
8. WIRTH, R.: schedario di medicina interna 1, 212 (1965)
9. WIRTH, R.: pädiatr. prax. 5, 45 (1966)
10. WIRTH, R.: practica pediatrica 3, 47 (1966)
11. WIRTH, R.: schedario di pediatria 1, 29 (1968)

3 Vektorielle Systematik in der Elektrokardiografie

3.1 Begriffsbestimmungen

Die Elektrokardiografie befaßt sich mit den elektrischen Phänomenen des Herzens: Mittels einer physikalischen Methode (Messung) werden physiologische Erscheinungen (Aktionsspannungen) registriert, die medizinische Rückschlüsse (Diagnosen) erlauben.

Die Verflechtung verschiedener Disziplinen wird bei der Beurteilung des EKG ebenfalls offenbar: Das EKG kann nach verschiedenen Gesichtspunkten analysiert und medizinisch gedeutet werden. Es erscheint deshalb zweckmäßig, die EKG-*Analyse* von der EKG-*Deutung* abzugrenzen.

3.1.1 EKG-Analyse

Die Möglichkeiten der EKG-Analyse sind durch drei Kriterien gekennzeichnet: Es ist grundsätzlich nur die *Größe* und *Richtung* der Aktionspannungen in Abhängigkeit von der *Zeit* analysierbar. Das EKG kann einmal nach diesen prinzipiell möglichen Einzelfaktoren (Größe, Richtung, Zeit) betrachtet werden, darüber hinaus nach Gesichtspunkten, die durch Kombination dieser drei Kriterien ihre Prägung erhalten (z. B. Form, Fläche), s. Abb. 3.

3.1.2 EKG-Deutung

Während die EKG-Analyse typische Merkmale der Kurve feststellt, wird bei der EKG-Deutung deren *medizinische Bedeutung* erörtert. Verschiedene Standpunkte – klinisch, physiologisch, physikalisch – können dabei zu unterschiedlicher Interpretation der elektrokardiografischen Kurve führen: Empirische Forschungen und klinische Verlaufsbeobachtungen, elektrophysiologische Untersuchungen, pathophysiologische Erkenntnisse, mathematische Erörterungen, Arbeitshypothesen und Analogieschlüsse prägen die jeweilige Lehrmeinung, wobei deren Unterschied oftmals auch in der Nomenklatur begründet ist.

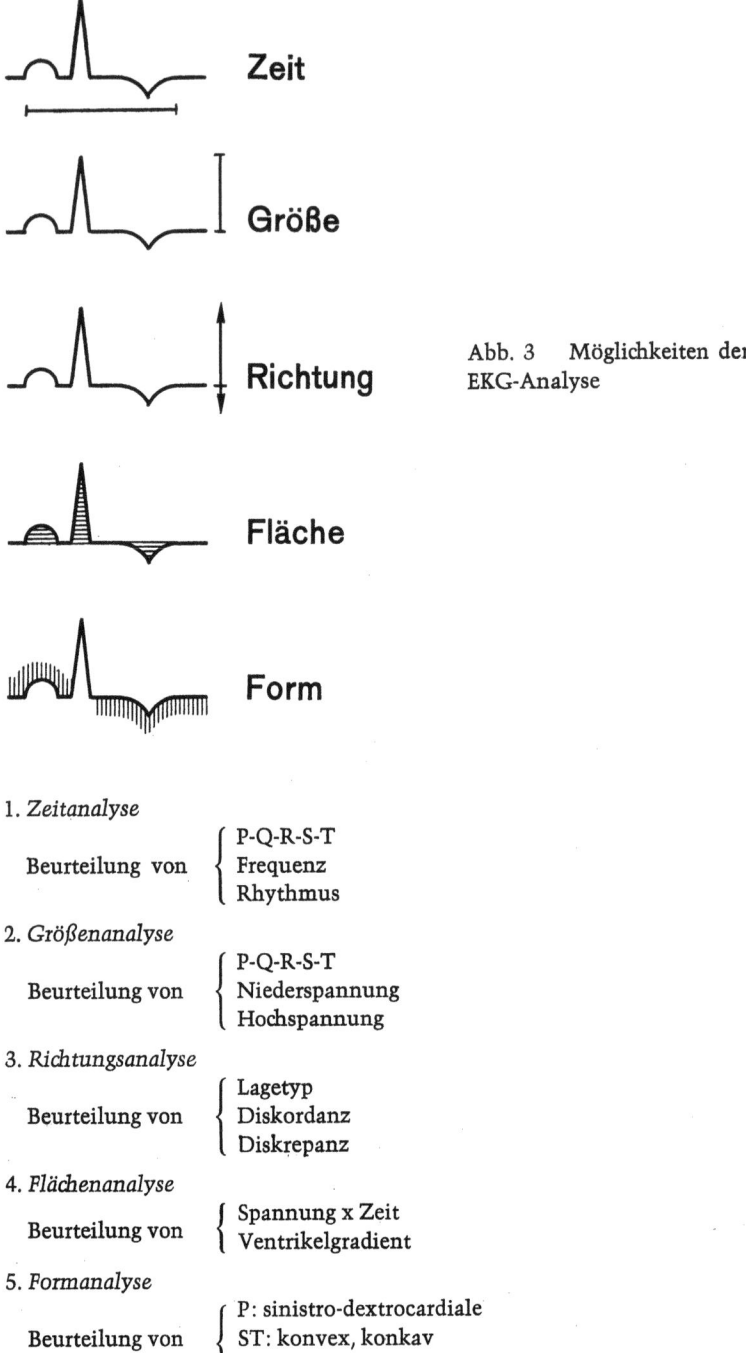

Abb. 3 Möglichkeiten der EKG-Analyse

1. *Zeitanalyse*

   Beurteilung von $\begin{cases} \text{P-Q-R-S-T} \\ \text{Frequenz} \\ \text{Rhythmus} \end{cases}$

2. *Größenanalyse*

   Beurteilung von $\begin{cases} \text{P-Q-R-S-T} \\ \text{Niederspannung} \\ \text{Hochspannung} \end{cases}$

3. *Richtungsanalyse*

   Beurteilung von $\begin{cases} \text{Lagetyp} \\ \text{Diskordanz} \\ \text{Diskrepanz} \end{cases}$

4. *Flächenanalyse*

   Beurteilung von $\begin{cases} \text{Spannung x Zeit} \\ \text{Ventrikelgradient} \end{cases}$

5. *Formanalyse*

   Beurteilung von $\begin{cases} \text{P: sinistro-dextrocardiale} \\ \text{ST: konvex, konkav} \\ \text{T: gleichschenkelig, plateauförmig, usw.} \end{cases}$

3.1.3 Vektor

Die Aktionsspannung des Herzens (Dipol = Anordnung zweier elektrischer Ladungen gleicher Größe mit entgegengesetzten Vorzeichen) hat in jeder Zeiteinheit eine gewisse Größe sowie eine bestimmte Richtung im Raum. Eine *gerichtete Größe* (hier: gerichtete Spannung) wird physikalisch *Vektor* genannt.
Unter *vektorieller Betrachtungsweise* ist die Betrachtung des elektrischen Geschehens im Herzen nach Größe *und* Richtung zu verstehen.
Die *Vektorkardiografie* registriert Größen- und Richtungsänderungen des Vektors. Im Gegensatz dazu erfaßt das EKG nur Größenänderungen. Durch Größenvergleich des EKG in verschiedenen Ableitungen kann indirekt auf die Richtung des jeweiligen Vektors geschlossen werden.
Unter vektorieller Analyse des EKG soll vornehmlich die *Betrachtung des Richtungsgeschehens unter Berücksichtigung der Spannungsgröße* verstanden werden.

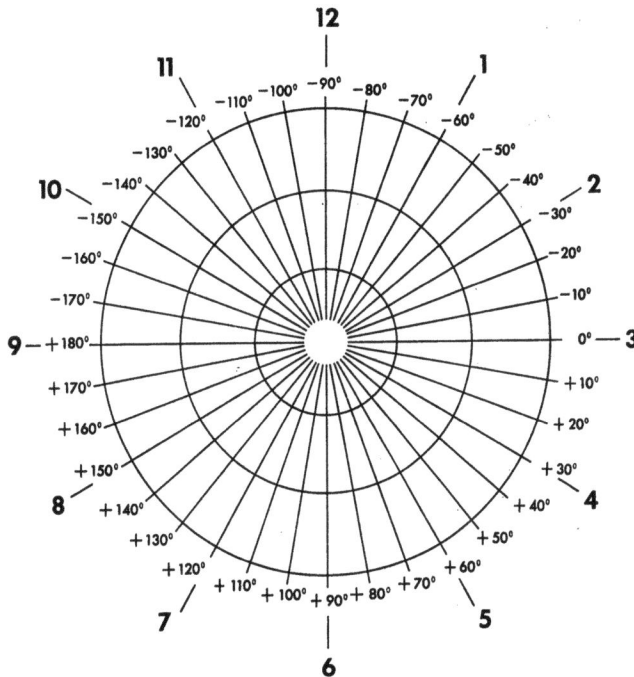

Abb. 4 Sektorenschema

große Zahlen: 1–12 in der Anordnung wie beim Zifferblatt der Uhr (Sektoren)
kleine Zahlen: 0–180 (+ und −) Gradeinteilung (Winkel α)

Im einzelnen sind folgende Definitionen zu unterscheiden:
Integralvektor (SCHAEFER); (Summationsvektor, Momentanvektor) = Resultante aller Einzelvektoren in einem gegebenen Moment.
Hauptachse = größter Integralvektor von P, QRS, T.
Mittlere Achse = Mittel aller Integralvektoren (P, QRS, T).
Der Ausdruck »*elektrische Herzachse*« sollte nur zur Bezeichnung der sogenannten mittleren Achse Verwendung finden. Das elektrische Geschehen des Herzens ist eine räumliche Größe und stellt sich in den Ableitungsebenen (frontal, horizontal, sagittal) flächenhaft dar. Als *Vektor* (Vektorrichtung) bezeichnet man im allgemeinen Sprachgebrauch die Richtung der mittleren Achse während des P-, QRS- und T-Komplexes in einer bestimmten Ebene.
Die Maßeinheit für die Größe der Spannung (Amplitude) ist das Millivolt (mV). Die Richtung des Vektors in der frontalen Ebene findet ihre Definition im Winkel α, d. h. jenem Winkel, den sie mit der Horizontalen bildet. Eine einfache Vorstellung über die Lage des Vektors ergibt sich, wenn die Richtung auf die Zahlen 1–12, in der Anordnung wie beim Zifferblatt der Uhr, bezogen wird (Sektorenschema; s. Abb. 4).

3.2 Vektorielle Korrelationen

3.2.1 Interpretation der Ableitungen

3.2.1.1 Extremitätenableitungen
Bei den Extremitätenableitungen ist zwischen den Standardableitungen (EINTHOVEN) und den unipolaren Extremitätenableitungen (WILSON, GOLDBERGER) zu unterscheiden. Die ursprünglichen Wilson-Ableitungen (VR, VL, VF) haben heute keine praktische Bedeutung mehr. Allgemein üblich sind dagegen die unipolaren Extremitätenableitungen nach GOLDBERGER (aVR, aVL, aVF). Die beiden Ableitungsarten ergeben nur Amplitudenunterschiede, sie verhalten sich wie 2:3. Die Goldberger-Ableitungen verhalten sich zu den Standardableitungen wie 1:1. Die Dreiecksbeziehungen nach EINTHOVEN II−I = III, bzw. II−I−III = 0 stellen kein physiologisches Phänomen dar, sie sind eine physikalische Gesetzmäßigkeit, denn die Summe der elektrischen Spannungen in einem geschlossenen System ist stets 0. Wie gezeigt wurde (99), bestehen auch zwischen den Standardableitungen und den unipolaren Extremitätenableitungen einfache mathematisch faßbare Beziehungen: Jede unipolare Extremitätenableitung ist stets das arithmetische Mittel zwischen zwei Extremitätenableitungen (s. Abb. 5). EINTHOVEN hat als erster die Beziehungen der Standardableitungen auch geo-

metrisch konstruiert. Neben den üblichen geometrischen Konstruktionen lassen sich die Zusammenhänge für *alle* Extremitätenableitungen in einfacher Weise gleichzeitig darstellen, wobei sich das Konstruktionsschema auf den geometrischen Lehrsatz des Thales-Kreises bezieht (126):

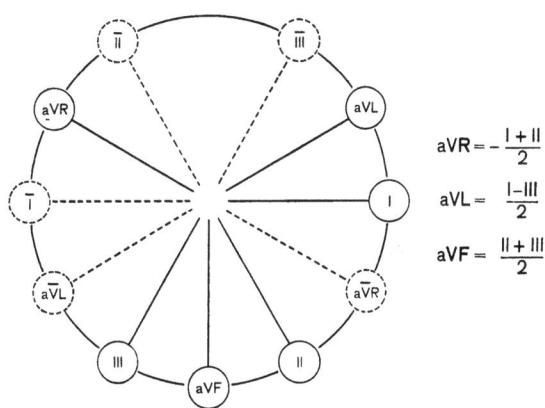

Abb. 5 Formeln und Ebenen der Extremitätenableitungen
Links: Ebenen der Extremitätenableitungen
Rechts: Formeln der unipolaren Extremitätenableitungen

Jede unipolare Extremitätenableitung stellt das arithmetische Mittel zwischen zwei Standardableitungen dar

»Alle Punkte, von denen aus eine Strecke unter einem rechten Winkel erscheint, liegen auf dem Kreis, der die Strecke als Durchmesser hat« (Abb. 6 u. 7).

Dem EKG-Parabolometer von STOCKMANN und SCHRÖDER (84) liegt diese Überlegung zu Grunde.

Die Unterschiedlichkeit der einzelnen Extremitätenableitungen (Standard- und unipolare Extremitätenableitungen) liegt nur in einem unterschiedlichen Abgriffwinkel. Der jeweilige Abgriff entspricht dabei praktisch der Projektion des Vektors auf die betreffende Ableitungslinie, die aus der Lage der Elektroden resultiert und als Verbindungslinie zwischen diesen aufzufassen ist.

26 *Vektorielle Systematik in der Elektrokardiografie*

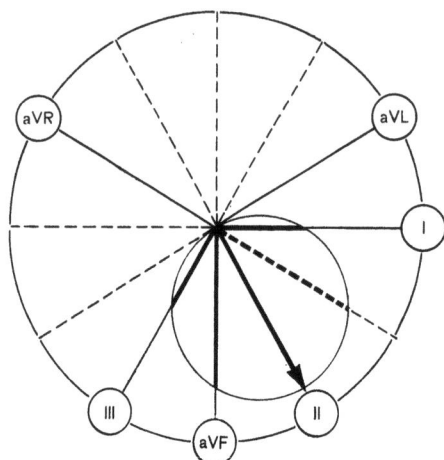

Abb. 6 Konstruktionsschema zur Feststellung von Ausschlagsrichtung und Ausschlagsgröße in den Extremitätenableitungen bei gegebener Vektorrichtung

Die Ableitungslinien der Extremitätenableitungen sind parallel zum Mittelpunkt verschoben (sog. hexaxiales System). Die Vektorrichtung ist bei 5 (Winkel $\alpha = +60°$) angenommen.
Zieht man um den Mittelpunkt des Vektors einen Kreis, der die Vektorstrecke einschließt, so begrenzt der Schnittpunkt des Kreises mit allen Ableitungslinien die Polung und Größe des jeweiligen Teilabgriffs.
Die in den Extremitätenableitungen erfaßbaren Spannungen sind als dicke Linien aufgetragen.

dicke ausgezogene Linien: positiver Ausschlag im EKG
dicke unterbrochene Linie: negativer Ausschlag

Selbst bei idealen Ableitungsbedingungen besteht letztlich keine exakte Korrelation zwischen den abgeleiteten unipolaren Extremitätenableitungen (Mittel zwischen zwei Extremitätenableitungen) und ihrer geometrischen Konstruktion. Bei der geometrischen Konstruktion wird die Projektion des Geschehens auf die entsprechende Ableitungslinie erfaßt, bei der tatsächlichen Ableitung jedoch das Mittel zweier Standardableitungen.
Zur Erklärung dieses Tatbestandes sei als Hilfsvorstellung der Vergleich mit der Höhe verschiedener Punkte gestattet: Standort a hat die Höhe x, der Standort b

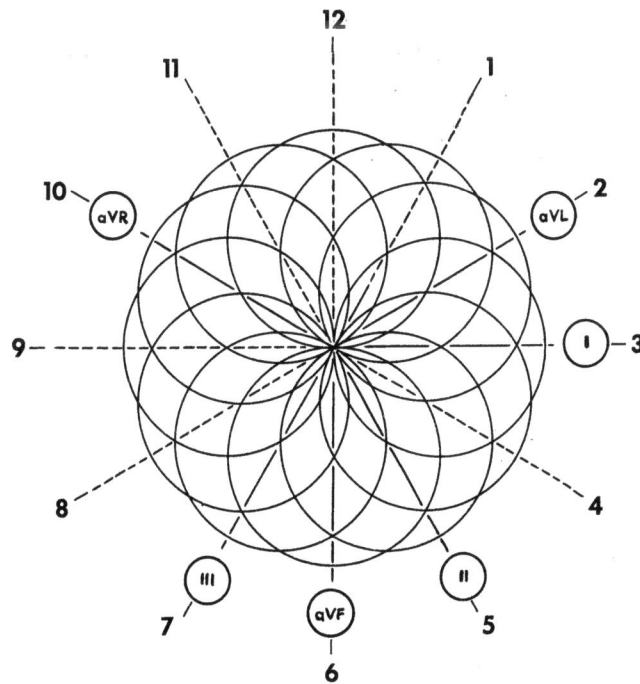

Abb. 7 Schaubild zur Feststellung von Ausschlagsrichtung und relativer Ausschlagsgröße in den Extremitätenableitungen bei Vektorrichtung 1–12. Prinzip s. Abb. 6 (Konstruktionsschema)

die Höhe y. Das Mittel dieser Höhen ist $\frac{x + y}{2}$. Die tatsächliche Höhe des Punktes, der in der Mitte zwischen x und y liegt, kann natürlich auch eine andere Höhe haben als das Mittel zwischen x und y. In der Elektrokardiografie hat es sich aber gezeigt, daß diesem Unterschied keine entscheidende Bedeutung zukommt. Wollte man die unipolaren Extremitätenableitungen exakt abnehmen, so müßte zu einem Punkt abgeleitet werden, der jeweils zwischen den Extremitäten liegt. Es ist deshalb erlaubt, das Resultat der geometrischen Darstellung mit dem elektrisch erfaßbaren Substrat zu identifizieren.

3.2.1.2 Brustwandableitungen

Die Brustwandableitungen nach WILSON ($V_1 - V_6$) erfassen im Gegensatz zu den in der frontalen Ebene liegenden Extremitätenableitungen vornehmlich die Horizontalebene. Der wesentliche Unterschied besteht darin, daß bei den V-Ableitungen ein Ableitungspunkt herznah liegt. Dadurch können sog. Nahpotentiale (»Einzelvektoren« »Proximitätseffekte«) zur Darstellung gelangen, deren Erfassung insbesondere bei örtlichen Störungen die entscheidende Überlegenheit der Brustwandableitungen gegenüber den Extremitätenableitungen bedingt (Abb. 8).

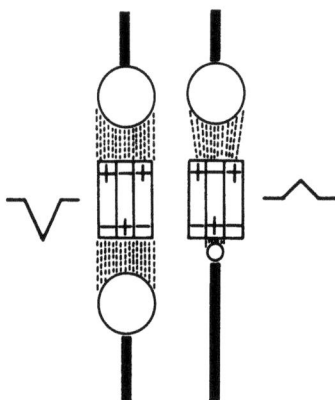

Abb. 8 Schematische Darstellung des herzfernen und herznahen Abgriffs

links:	herzferner Abgriff
rechts:	herznaher Abgriff
dicker Strich:	Ableitungsebene
Kreise:	Ableitungsstellen
punktierte Linien:	Erfassungsfläche
Rechtecke:	Einzelspannungen

Obwohl die Ableitungsebenen in beiden Fällen gleich sind, werden unterschiedliche Spannungen erfaßt (links: negativer Ausschlag, rechts: positiver Ausschlag)

Die überlieferte These »daß auch die herznahen Ableitungen dem Vektor des ganzen Herzens zuzuordnen seien« hat nur in jenen Fällen Gültigkeit, in denen die Brustwandableitungen keine zusätzlichen Aussagen zu machen imstande sind (Abb. 9).

Vektorielle Korrelationen 29

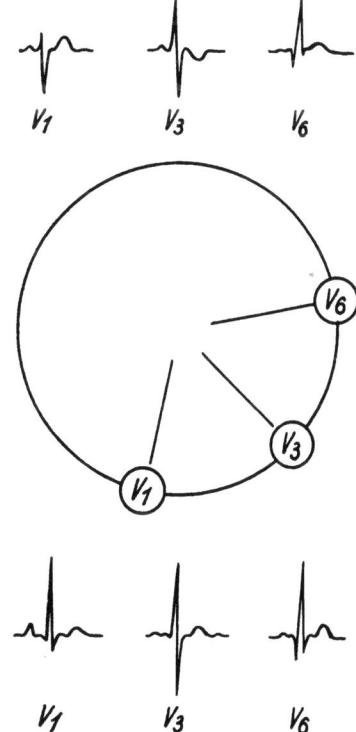

Abb. 9 Sind die herznahen Ableitungen dem elektrischen Gesamtgeschehen zuzuordnen?

Oben: Kurven V_1, V_3, V_6 bei einem subendokardialen Infarkt
Unten: Kurven V_1, V_3, V_6 bei einer Doppelhypertrophie
Mitte: Ebenen der Brustwandableitungen V_1, V_3, V_6

Subendokardialer Infarkt: In V_1 und V_6 positive Zacke. In V_3 negative T-Zacke. Es ist kein T-Gesamt-Vektor vorstellbar, der sich in V_1 und V_6 positiv abbildet und in V_3 negativ!

Doppelhypertrophie: In V_1 und V_6 positive »R«-Zacke. In V_3 große R- und große S-Zacke. Es ist kein QRS-Gesamt-Vektor vorstellbar, der sich in V_1 und V_6 als positive R-Zacke abbildet und in V_3 eine positive und negative Zacke erscheinen läßt. Die Ergebnisse sind nur durch die Erfassung von Nahpotentialen (Proximitätseffekte) erklärbar: In allen diesen Fällen sind die herznahen Ableitungen dem elektrischen Geschehen des gesamten Herzens nicht zuzuordnen!

Diese Ausführungen treffen für die Ableitungen nach NEHB und die Ösophagusableitungen praktisch in gleichem Maße zu.

3.2.1.3 Der sogenannte unipolare Abgriff

Auf Grund physikalischer Überlegungen kommt man zu dem Schluß, daß die »unipolare Messung« eine Utopie ist! In der Elektrokardiografie handelt es sich bei allen Ableitungen um Messung von Potential*differenzen* (Spannungen) stets zwischen zwei Punkten. Über das Potential eines Punktes läßt sich dagegen nichts aussagen, da die zu registrierende Spannung stets nur den Niveauunterschied zwischen zwei Punkten wiedergibt. Ebenso können auch mehrere zusammengeschaltete Spannungen, wie dies als »Kunstgriff« bei der Sammel- oder Nullelektrode (central terminal) getätigt wird, nichts über das Potential dieses Punktes aussagen (Abb. 10).

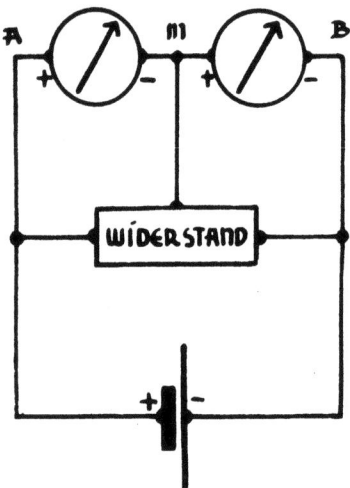

Abb. 10 Beispiel zur Erklärung des elektrischen Mittelpunktes

Eine Batterie ist mittels eines Widerstandes überbrückt, der eine Mittelanzapfung besitzt. Bei Messung zwischen A und M ist M negativ gegenüber A. Bei Messung zwischen B und M ist M positiv gegenüber B.
Der »Sammelpunkt« M ist nicht Null, sein Potential ist − gegenüber A und gleichzeitig + gegenüber B!

An Hand einfacher Versuchsbedingungen (Ableitung zwischen zwei »Nullelektroden«) konnte auch praktisch gezeigt werden (99), daß die sog. unipolaren Ableitungen ebenso bipolar sind, wie die Standardableitungen.
Obwohl infolge verschiedenartigster Einwände die These von einer wirklich unipolaren Ableitung nicht mehr haltbar war, beließ man es weiterhin bei den inzwischen eingebürgerten Bezeichnungen, legte aber dem Ausdruck »unipolar« eine andere Bedeutung (Ableitung zu einer großflächigen Elektrode) bei.

3.2.2 Folgerungen für die Extremitätenableitungen

3.2.2.1 Abhängigkeitsverhältnis

Auf Grund der formulierten mathematischen Beziehungen zwischen den Extremitätenableitungen wurde ein Schema entwickelt, welches das gegenseitige Abhängigkeitsverhältnis zwischen den Standard- und den unipolaren Extremitäten-

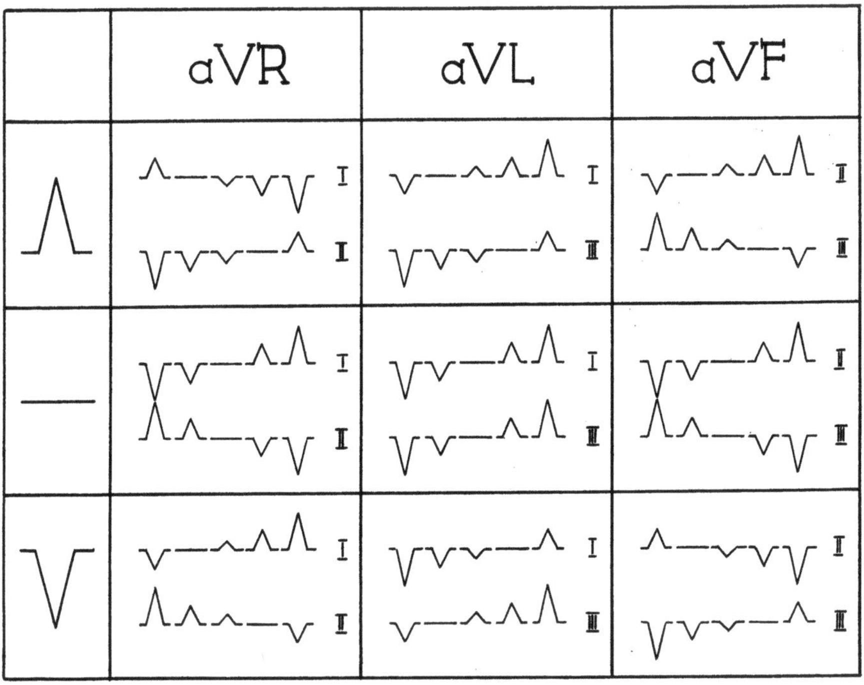

Abb. 11 Praktische Ablesetafel für die Größen- und Formbeziehungen zwischen dem EKG in den Standardableitungen und den unipolaren Extremitätenableitungen

In der ersten waagrechten Reihe sind in den Rechtecken die Typenmöglichkeiten der Standardableitungen dargestellt, aus denen eine positive Zacke in aVR, aVL und aVF resultiert.
Die mittlere Reihe zeigt die Konstellationen der Standardableitungen, aus denen sich in den unipolaren Extremitätenableitungen eine »isoelektrische« Zacke ergibt (also keine Zacke in Erscheinung tritt).
Die untere Reihe unterrichtet über die Typenmöglichkeiten der Standardableitungen infolge derer in aVR, aVL und aVF ein negativer Ausschlag feststellbar ist.
Aus Gründen der Übersichtlichkeit wurden immer nur zwei Standardableitungen abgebildet, die jedoch zur Bestimmung ausreichend sind

ableitungen wiedergibt (101). Dieses Schema stellt eine *Praktische Ablesetafel für die Größen- und Formbeziehungen zwischen dem EKG in den Standardableitungen und den unipolaren Extremitätenableitungen* dar (Abb. 11). Die Abhängigkeit zwischen den Extremitätenableitungen besteht in jedem Falle, ungeachtet der Ableitungsbedingungen, wie sie in der Elektrokardiografie vorhanden sind. Das Schema hat Gültigkeit für alle synchronen Punkte des EKG und damit für sämtliche Zacken.

Vereinfacht ausgedrückt ergibt sich aus dem Schema folgendes:

Tabelle 1

positive	Zacke	in aVR	Summe der Zacken von I und II ist negativ
positive	Zacke	in aVL	I positiver als III
positive	Zacke	in aVF	Summe von II und III ist positiv
keine	Zacke	in aVR	Summe von I und II ist 0
keine	Zacke	in aVL	I ist gleich III
keine	Zacke	in aVF	Summe von II und III ist 0
negative	Zacke	in aVR	Summe von I und II ist positiv
negative	Zacke	in aVL	I negativer als III
negative	Zacke	in aVF	Summe von II und III ist negativ

Das Schema unterrichtet über folgende Zusammenhänge: Einmal ergibt sich bei bekannter Richtung einer Zacke in den unipolaren Extremitätenableitungen jeweils die zusammengehörige Kombination von Ausschlägen in den Standardableitungen, andererseits resultiert aus den bekannten Standardableitungen die allein mögliche Ausschlagsrichtung in den unipolaren Extremitätenableitungen.

3.2.2.2 Anordnung und Polung

Die heute übliche Reihenfolge und Polung der Extremitätenableitungen (I, II, III, aVR, aVL, aVF) ist historisch bedingt und basiert u. a. auf der irrigen Vorstellung der Möglichkeit einer tatsächlichen unipolaren Ableitung. Diese Anordnung und Polung ist nicht nach grundsätzlichen Gegebenheiten aufgebaut und läßt deshalb eine einheitliche Ordnung vermissen. Unter Berücksichtigung von Polung und topografischer Lage der Ableitungslinien lassen sich die Extremitätenableitungen in folgender Reihenfolge gesetzmäßig anordnen:

aVL   I   –aVR   II   aVF   III

In dieser Reihenfolge (102, 105, 106) stellen sich die Veränderungen der Kurven von Ableitung zu Ableitung kontinuierlich dar, wodurch die Betrachtung und Beurteilung in jeder Hinsicht wesentlich erleichtert wird (Abb. 12).

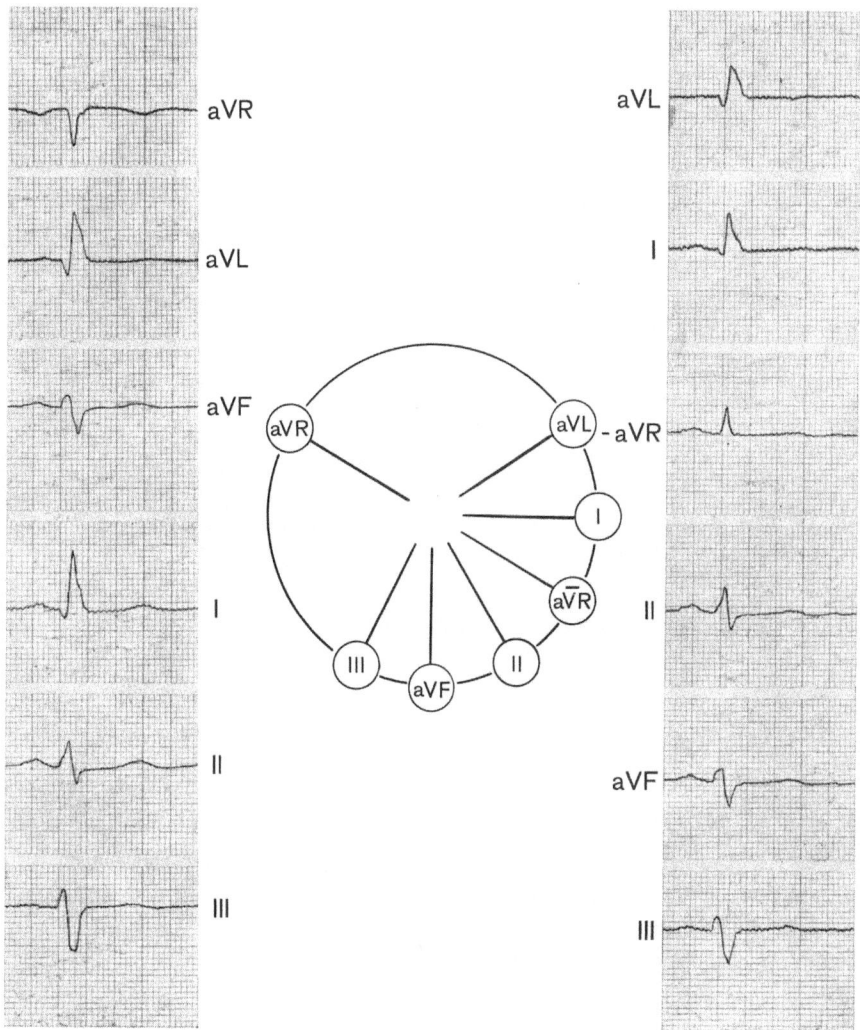

Abb. 12 Anordnung und Polung der Extremitätenableitungen

Links: Extremitätenableitungen bei historischer Anordnung und Polung
Mitte: Ebenen der Extremitätenableitungen
Rechts: Extremitätenableitungen bei gesetzmäßiger Anordnung und Polung

34 *Vektorielle Systematik in der Elektrokardiografie*

Es erscheint angebracht und empfehlenswert, das Ableitungsprogramm (Extremitäten- und Brustwandableitungen) so anzuordnen, wie es aus Abb. 13 zu ersehen ist. Gerätehersteller im In- und Ausland tragen in zunehmendem Maße diesen Vorschlägen Rechnung. Auch HALHUBER weist nunmehr (36) auf diese moderne Reihung der Extremitätenableitungen hin.

aVL	V_1
I	V_2
— aVR	V_3
II	V_4
aVF	V_5
III	V_6

Abb. 13 Zu empfehlende Anordnung, Polung und Reihenfolge der Extremitäten- und der Brustwandableitungen
links: Reihung der Extremitätenableitungen
rechts: Reihung der Brustwandableitungen

3.2.3 Zusätzliche Ableitungslinien durch »Spannungsteilerschaltung«

Es konnte gezeigt werden (100), daß mit Hilfe einer einfachen technischen Anordnung die Möglichkeit besteht, beliebig viele weitere Ableitungslinien zu erhalten, die zwischen den bekannten Ableitungen liegen (Prinzip siehe Abb. 14). Auch in anderen Ebenen läßt sich mit diesem Prinzip eine beliebige Anzahl von Ableitungslinien darstellen (Abb. 15b).
In der frontalen Ebene (herzferne Ableitungen) stimmen die Ergebnisse der entsprechenden realen und der mittels Spannungsteilerschaltung erhaltenen Kurven überein, in der horizontalen Ebene (herznahe Ableitungen) nur dann, wenn die Brustwandableitungen nicht durch Nahpotentiale (Einzelvektoren) geprägt sind.
Die Methode der Spannungsteilerschaltung zum Erhalt indirekter Ableitungslinien eignet sich deshalb u. a. zur grundsätzlichen Klärung der Frage, welche Kurvenabschnitte bei den Brustwandableitungen durch sog. Nahpotentiale (Proximitätseffekte) bedingt sind (s. Kapitel 3.5, Abb. 9).

Vektorielle Korrelationen 35

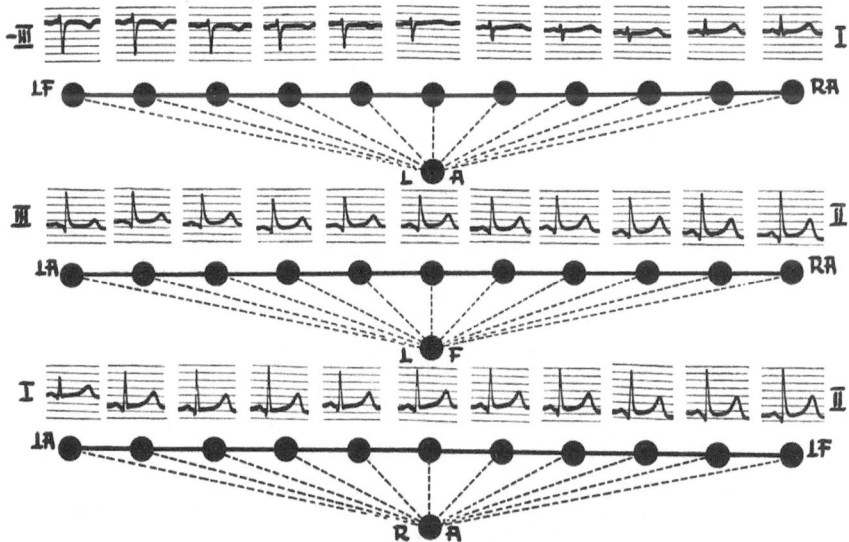

Abb. 14 Methodik und Kurven zusätzlicher Ableitungslinien durch Spannungsteilerschaltung

Prinzip: Hochohmiger Widerstand mit Gleitkontakt (Spannungsteiler, Potentiometer) zwischen zwei Ableitungspunkten. Ableitung zwischen Gleitkontakt und drittem Punkt.

Oben: Zwischen Ableitungspunkt linker Fuß (LF) und rechter Arm (RA) ist ein hochohmiger Widerstand geschaltet, der einen Gleitkontakt besitzt. Abgeleitet wird zwischen dem Gleitkontakt und dem linken Arm (LA). Bei Einstellung auf Punkt linker Fuß (LF) erhält man die Ableitung III (d. h. –III). Bei Einstellung auf Punkt rechter Arm (RA) resultiert daraus die Ableitung I. Die Mittelstellung ergibt die Ableitung aVL. Es steht nun frei, auf beliebig viele weitere Zwischenstellungen zu schalten (durch Betätigung des Gleitkontaktes); man erhält dann die Kurven von Ableitungslinien, die zwischen –III, aVL und I liegen.

Mitte: Anschaltung des Spannungsteilers an LA und RA: Erfassung der Ableitungslinien zwischen III, aVL und II.

Unten: Anschaltung des Spannungsteilers an LA und LF: Erfassung der Ableitungslinien zwischen I, –aVR und II.

Abb. 15 zeigt die Methodik indirekter Ableitungslinien
a) in der frontalen Ebene aus den Extremitätenableitungen
b) in der frontalen, horizontalen und sagittalen Ebene, aus den Ableitungspunkten der VKG nach DUCHOSAL und SULZER.

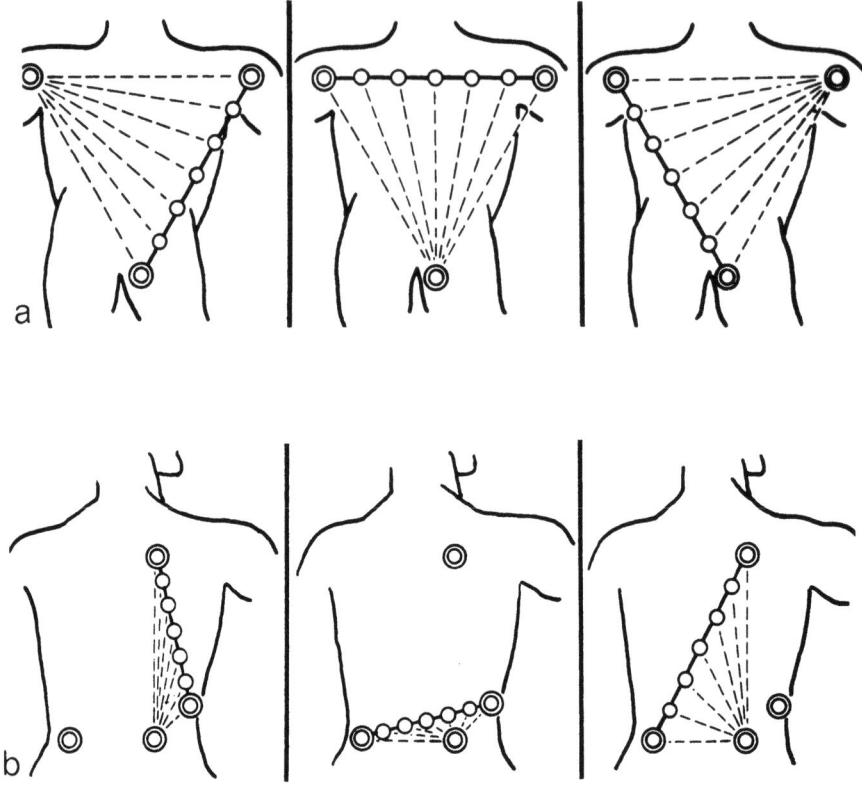

Abb. 15 Methodik indirekter Ableitungslinien

a) links: Anschaltung des Spannungsteilers zwischen li Arm und li Bein
Mitte: Anschaltung des Spannungsteilers zwischen li und re Arm
rechts: Anschaltung des Spannungsteilers zwischen re Arm und li Bein
b) links: Anschaltung des Spannungsteilers in der sagittalen Ebene (Duchosal-Kubus)
Mitte: Anschaltung des Spannungsteilers in der horizontalen Ebene (Duchosal-Kubus)
rechts: Anschaltung des Spannungsteilers in der frontalen Ebene (Duchosal-Kubus)

Der Vergleich ist auch in anderen Ebenen und mit anderen Ableitungspunkten möglich; so kann der Spannungsteiler an die Ableitungspunkte V_1 und V_6 angeschlossen und die erhaltenen Kurven können mit den Ableitungen V_1 bis V_6 verglichen werden (s. Abb. 16). Die angegebene Methodik eignet sich auch zur Prüfung des Grades der Übereinstimmung zwischen VKG und EKG (129).

Vektorielle Korrelationen 37

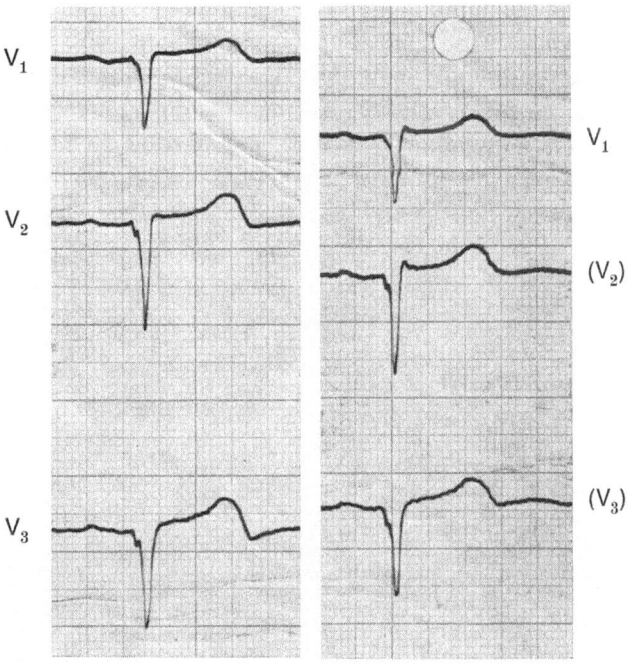

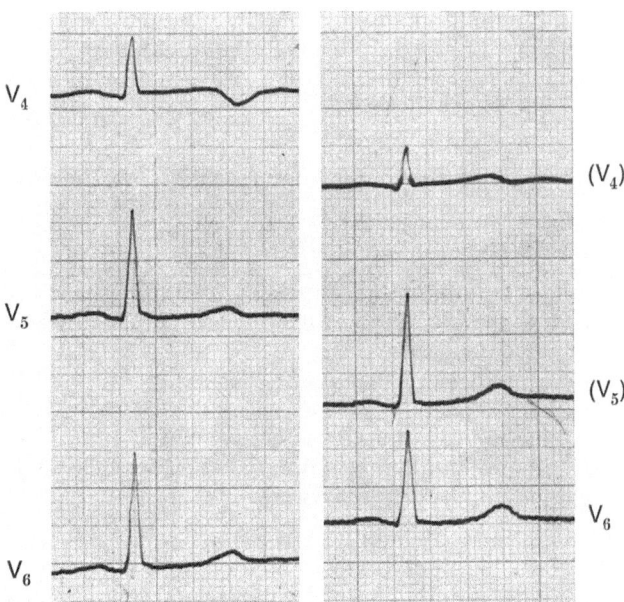

Abb. 16 EKG direkter (Brustwandableitungen V_1 bis V_6) und indirekter Ableitungslinien (Spannungsteiler zwischen V_1 und V_6)

links: EKG der Ableitungslinien V_1 bis V_6
rechts: EKG der Ableitungslinien bei Anschaltung des Spannungsteilers zwischen V_1 und V_6

Die Nahpotentiale (negative T-Zacke in V_4) werden nur bei der tatsächlichen Ableitung (herznaher Ableitungspunkt) erfaßt (Proximitätseffekt)!

38 Vektorielle Systematik in der Elektrokardiografie

3.2.4 System der vektoriellen Periodik

Die Größe des Spannungsabgriffs steht in exakter Abhängigkeit zu dem Winkel, den die Ableitungslinie mit der Vektorrichtung bildet. Dieser Winkel sei als Projektionswinkel (Winkel β) bezeichnet, da er die Projektion des Vektors auf die Ableitungslinie kennzeichnet. Die Zusammenhänge zwischen Spannungsgröße und Projektionswinkel sind in Abb. 17 dargelegt.

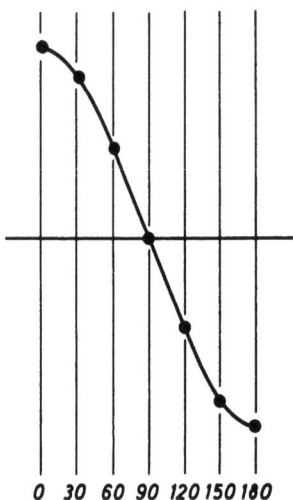

Abb. 17 Ausschlaggröße in Abhängigkeit von der Größe des Projektionswinkels

Ordinate: Spannungsgröße
Abszisse: Projektionswinkel (∢β)

Die Kurve (Cosinus-Funktion), welche die Abhängigkeit wiedergibt, ist durch mathematische Berechnung, geometrische Konstruktion, Modellversuche und praktische Untersuchungen darstellbar.
Projektionswinkel   0°   maximaler Ausschlag (+)
Projektionswinkel 60°   50% des maximalen Ausschlags (+)
Projektionswinkel 90°   kein Ausschlag
Projektionswinkel 120°   50% des maximalen Ausschlags (—)
Projektionswinkel 180°   maximaler Ausschlag (—)

Der Projektionswinkel kann sowohl durch Richtungsänderungen des Vektors als auch durch Änderung der Ableitungslinie beeinflußt werden, was in folgender Gleichung formuliert ist:

| Winkel β (Projekt.-W.) | = | Winkel Vektorrichtung | − | Winkel Ableitlinie |

Auf Grund der dargelegten Zusammenhänge werden die Ergebnisse der folgenden zwei Beziehungen verständlich:

Abhängigkeit der Zackengröße von der Richtung der Ableitung
Kontinuierliche Änderung der Kurve
in der Ableitung aVL, I, −aVR, II, aVF, III
bei einer jeweiligen Vektorrichtung.

Abhängigkeit der Zackengröße von der Richtung des Vektors
Kontinuierliche Änderung der Kurve
bei Vektorrichtung 1, 2, 3, 4, 5, 6, 7, 8, 9, 10, 11, 12
in einer jeweiligen Ableitung.

Faßt man diese Beziehungen in der Weise zusammen, daß sowohl die Richtung des Vektors als auch die Richtung der Ableitungslinie berücksichtigt wird, so ergeben sich bei 6 Extremitätenableitungen und 12 angenommenen Vektorrichtungen 72 Kombinationen, die in Abb. 18 dargestellt sind.

aVL_1	aVL_2	aVL_3	aVL_4	aVL_5	aVL_6	aVL_7	aVL_8	aVL_9	aVL_{10}	aVL_{11}	aVL_{12}
I_1	I_2	I_3	I_4	I_5	I_6	I_7	I_8	I_9	I_{10}	I_{11}	I_{12}
$-aVR_1$	$-aVR_2$	$-aVR_3$	$-aVR_4$	$-aVR_5$	$-aVR_6$	$-aVR_7$	$-aVR_8$	$-aVR_9$	$-aVR_{10}$	$-aVR_{11}$	$-aVR_{12}$
II_1	II_2	II_3	II_4	II_5	II_6	II_7	II_8	II_9	II_{10}	II_{11}	II_{12}
aVF_1	aVF_2	aVF_3	aVF_4	aVF_5	aVF_6	aVF_7	aVF_8	aVF_9	aVF_{10}	aVF_{11}	aVF_{12}
III_1	III_2	III_3	III_4	III_5	III_6	III_7	III_8	III_9	III_{10}	III_{11}	III_{12}

Abb. 18 Tabelle der möglichen Gruppierungen bei 6 Ableitungslinien und 12 Vektorrichtungen in der frontalen Ebene
Senkrechte Scharen: Extremitätenableitung aVL–III
Waagrechte Scharen: Vektorrichtungen 1–12

Die tiefgesetzte Zahl unterrichtet über die Vektorrichtung in einer Ableitung

40 Vektorielle Systematik in der Elektrokardiografie

Trägt man nach dieser Tabelle die jeweiligen Spannungsanteile auf, so ergibt sich eine Anordnung, welche die Abhängigkeit der relativen Ausschlagsgröße von der jeweiligen Gruppierung der Vektorrichtung und der Ableitungslinie erkennen läßt. Diese Anordnung sei als *System der vektoriellen Periodik* bezeichnet. Das System der vektoriellen Periodik (124) gestattet es, die verschiedenartigsten Beziehungen und Zusammenhänge zu objektivieren, zu erklären und vorauszusehen (Abb. 19 u. 20). Die besonderen Ableitungsbedingungen, wie sie in der Elektrokardiografie bekanntermaßen vorhanden sind (Asymmetrie, Leiter II. Klasse) bleiben dabei praktisch ohne Einfluß auf die Ergebnisse.

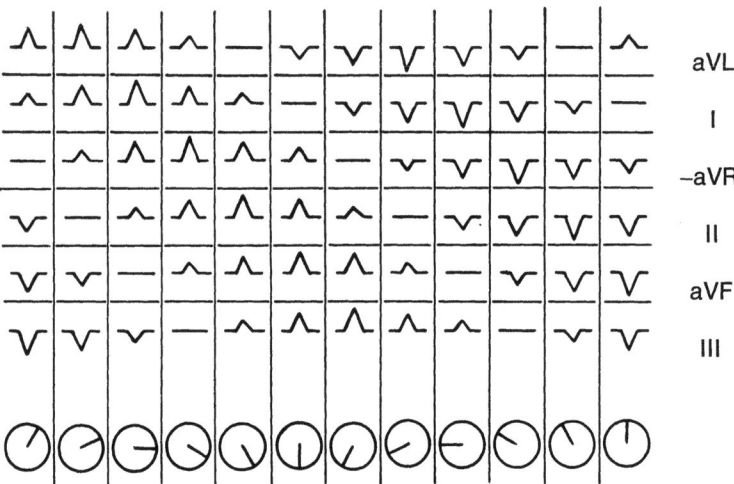

Abb. 19 System der vektoriellen Periodik (Schaubild)

Die Größe der Spannung ist an der Größe der Zacken erkennbar. Gleich große Ausschläge sind Ausdruck gleicher Projektionswinkel.
Die Kurven der *waagrecht verlaufenden Scharen* stellen die Abhängigkeit der Ausschläge von der Vektorrichtung dar, wobei jede Schar einer bestimmten Ableitungslinie (aVL–III) entspricht.
Die Kurven der *senkrecht verlaufenden Scharen* stellen die Abhängigkeit der Ausschläge von der Richtung der Ableitungsebene dar, wobei jede Schar einer bestimmten Vektorrichtung (1–12) entspricht

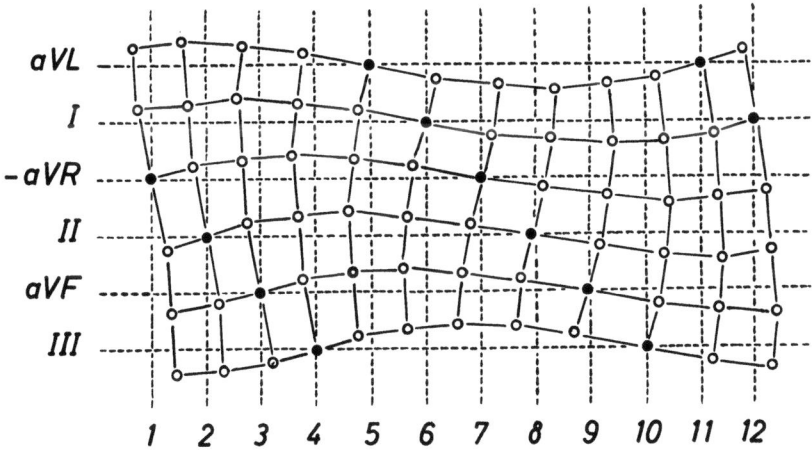

Abb. 20 System der vektoriellen Periodik (geometrische Darstellung)

Die Ausschlagsgrößen sind in einem Winkel von 45° aufgetragen. Damit werden die Beziehungen in den waagrechten und senkrechten Scharen gleichzeitig geometrisch darstellbar und augenfällig.

Isoelektrische Linien: punktierte Linien
Ausschlagsgröße: Punkte (diagonal zur isoelektrischen Linie zu messen)

Polung – waagrechte Scharen: oben – positiv
unten – negativ

Polung – senkrechte Scharen: links – positiv
rechts – negativ

Die *theoretische Bedeutung* sei an folgenden Beispielen demonstriert:
Waagrechte Scharen: kontinuierliche Größenänderung von Kurve zu Kurve
Senkrechte Scharen: kontinuierliche Größenänderung von Kurve zu Kurve
Im Winkel von 45° (von rechts unten nach links oben): gleich große Ausschläge
Im Winkel von 45° (von links unten nach rechts oben): eine Größenordnung wird jeweils übersprungen
Um größte Ausschläge sind nur mittlere (positiv *bzw.* negativ) Ausschläge
Um 0 sind nur mittlere (positiv *und* negativ) Ausschläge
Bei Vektorrichtung 4 u. 5: In den Ableitungen nur positive Ausschläge
Bei Vektorrichtung 10 u. 11: In den Ableitungen nur negative Ausschläge
Bei Vektordrehung im Uhrzeigersinn: Änderung der Ausschläge in der Reihenfolge aVL nach III
Bei Vektordrehung gegen Uhrzeigersinn: Änderung der Ausschläge in der Reihenfolge III nach aVL

Mathematische Beziehungen sind ablesbar:
II − I = III, II − III = I, II − I − III = 0

Die *praktische Bedeutung* des Systems der vektoriellen Periodik sei an folgenden Beispielen skizziert:
Ort, Art und Ausdehnung einer Störung ist überschaubar. Lagetypen werden augenfällig.
Feststellung der Zugehörigkeit von Zacken: z. B. Differenzierung einer initialen Zacke, »negatives R« oder Q? (s. Abb. 40).
Mit Hilfe des Schemas erleichtert sich darüber hinaus die Beurteilung von Polungsfehlern, es kann eine eventuelle Vertauschung von Kurven nachgewiesen werden, außerdem kann bei Fehlen einer Ableitung auf deren Aussehen geschlossen werden.
Möglichkeit der Überprüfung von Behauptungen und Befunden!

3.3 Zur Richtungsbestimmung der Vektoren

3.3.1 Methoden

3.3.1.1 Vektorkardiografie
Die Vektorkardiografie eignet sich in dominierender Weise zur Darstellung der Vektoren. Sie ist *die* Methode zur Objektivierung von Größen- und Richtungsänderungen der elektrischen Phänomene des Herzens. Wegen ihres technischen Aufwandes blieb es dieser Methode jedoch versagt, einen festen Platz in der medizinischen Diagnostik zu erhalten. Abb. 32 zeigt das Prinzipschaltbild für die Aufnahme von Vektorkardiogrammen (VKG). (Korrelation zwischen EKG und VKG s. Kap. 3.5).

3.3.1.2 Meßmethoden
Zahlenwerte erwecken nicht selten den Anschein, Befunde exakt zu objektivieren. Die Fehlerbreite beim Messen ist jedoch nicht unerheblich, so daß Größen- und Zahlenwerte besonders kritisch betrachtet werden sollten.
In den größeren Lehrbüchern der Elektrokardiografie sind die Meßmethoden näher dargestellt.

3.3.1.3 Rechenscheiben
Rechenscheiben dienen dazu, die vektoriellen Größen ohne Berechnung in einfacher Weise zu ermitteln. In der Praxis haben sich der »EKG-Torquet« von LAUCK (57), das »EKG-Parabolometer« nach STOCKMANN und SCHRÖDER (84) und

der »Vektor-Peiler« nach WIRTH (109, 110) bewährt. Die Genauigkeit ist für praktische Bedürfnisse ausreichend.

3.3.1.4 Bestimmungstabellen
Als weitere Möglichkeiten zur Bestimmung von vektoriellen Größen bieten sich Bestimmungstabellen an. Als Beispiel sei die Bestimmungstabelle nach HOLZMANN genannt (45).
In Abb. 21 ist eine »Vektorielle Bestimmungstabelle« dargestellt (126) mit der es sich in einfachster Weise ermöglicht, die Richtung der Vektoren von P, QRS und T in der frontalen Ebene aus den Extremitätenableitungen zu bestimmen. Auf die Bestimmung der Vektoren in den anderen Ebenen wurde bewußt verzichtet, die Gründe dafür sind in Kapitel 3.3.2.1 dargelegt.
Zur Bestimmung genügt die Betrachtung von jeweils zwei Ableitungen. Dies ist einmal die Ableitung, die parallel zur Vektorrichtung liegt, zum anderen jene Ableitung, deren Richtung senkrecht zur Vektorrichtung steht. Das Substrat, das in der zur Vektorrichtung parallel liegenden Ableitungslinie erfaßt wird, sei als »Vektorielles Maximum« bezeichnet. Ihm gegenüberzustellen ist das »Vektorielle Minimum«, welches aus der zur Vektorrichtung senkrecht liegenden Ableitungslinie resultiert. Der Differenzwinkel zwischen Vektoriellem Maximum und Vektoriellen Minimum beträgt 90°. Das Vektorielle Maximum ist keineswegs immer identisch mit der Ableitung, in der ein maximaler Ausschlag feststellbar ist. Im Gegensatz dazu ist das Vektorielle Minimum in einfacher Weise exakter bestimmbar:
Das Vektorielle Minimum wird in der Ableitung erfaßt, in welcher der Ausschlag entweder Null ist, oder der negative und positive Anteil gleich groß ist, unabhängig von der Amplitude (s. Abb. 34).
Nähere Einzelheiten und Beispiele zur Definition des Vektoriellen Maximum und Vektoriellen Minimum finden sich im Kapitel 3.5.1.1.
Das Vektorielle Minimum, das sich entweder in Form gleichgroßer positiver und negativer Anteile darstellt oder sich durch »keinen« Ausschlag kennzeichnet, wird in der Nullinie erfaßt. Es ist der Ausgangspunkt für die Feststellung des Vektoriellen Maximum, das zu dieser Ableitungslinie senkrecht steht.
Vorgang der Bestimmung (theoretisches Beispiel):
1. Vektorielles Minimum in aVL
2. Das Vektorielle Maximum ist laut Bestimmungstabelle dann in Ableitung II.
3. Feststellung (an Hand der Kurven), ob Ableitung II einen positiven oder negativen Ausschlag hat (z. B. +).
4. Ablesen der Vektorrichtung je nach der Ausschlagsrichtung im Vektoriellen Maximum (+ 60°).

44 Vektorielle Systematik in der Elektrokardiografie

Liegt das Vektorielle Minimum zwischen zwei Ableitungen, so sind Zwischeneinstellungen vorzunehmen. Dabei ist bei den Extremitätenableitungen die Polung der Ableitungslinien zu berücksichtigen:

gleiche Polung haben
$\left\{\begin{array}{lll} \text{I} & \text{und} & \text{aVL} \\ \text{I} & \text{und} & \text{-aVR} \\ \text{II} & \text{und} & \text{-aVR} \\ \text{II} & \text{und} & \text{aVF} \\ \text{III} & \text{und} & \text{aVF} \end{array}\right.$

ungleiche Polung haben
$\left\{\begin{array}{lll} \text{I} & \text{und} & \text{aVR} \\ \text{II} & \text{und} & \text{aVR} \\ \text{III} & \text{und} & \text{aVL} \end{array}\right.$

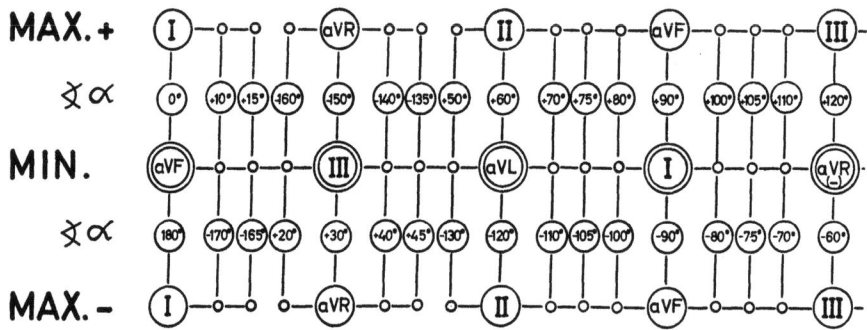

Abb. 21   Vektoren-Bestimmungstabelle (siehe Text S. 43)
Aus Gründen der Übersichtlichkeit wurde die Tabelle in zwei Abschnitte unterteilt

Abb. 22 unterrichtet über die Einstellung von Zwischenwerten bei Lage des Vektoriellen Minimum zwischen zwei Ableitungen. Bei a–e liegt das Vektorielle Minimum zwischen I und aVL (gleiche Polung der Ableitungslinien), bei e–i liegt es zwischen III und aVL (ungleiche Polung der Ableitungslinien). Bei gleicher Polung der Ableitungslinien sind die zu vergleichenden Zacken diskordant (Abb. 22 oben), bei ungleicher Polung der Ableitungslinien sind sie konkordant (Abb. 22 unten).
Die unterschiedliche Polung der Ableitung I und aVR, II und aVR sowie III und aVL (Abb. 5 u. 6) findet auch in der Vektoriellen Bestimmungstabelle ihren Niederschlag (s. Vektorielles Maximum). Für das Vektorielle Minimum hat

dagegen die Polung der Ableitungslinien keine Bedeutung, deshalb erscheint auch das — bei aVR in Klammern gesetzt. Es ist also bedeutungslos, ob das Vektorielle Minimum in aVR oder in –aVR erscheint. Ist das Vektorielle Minimum in aVF oder in der Mitte zwischen aVF und III oder zwischen aVF und III, aber näher bei aVF, so wäre nach der Ausschlagsrichtung in Ableitung I zu bestimmen (Strichverbindung zwischen diesen Punkten und I). Erscheint das Vektorielle Minimum dagegen zwischen aVF und III, näher bei III, so ist nach der Ausschlagsrichtung in der Ableitung aVR abzulesen (Strichverbindung zwischen diesem Punkt und aVR). Bei gleicher Polung der Ableitungen z. B. aVF und III kann bei der Bestimmung des Vektoriellen Maximum sowohl nach aVF als auch nach III abgelesen werden (Strichverbindung sowohl nach aVF als auch zu III). Die jeweiligen Winkelwerte sind direkt ablesbar.

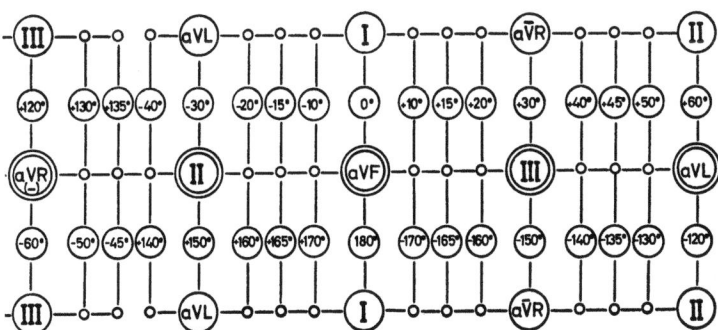

3.3.2 Möglichkeiten und Grenzen

3.3.2.1 Vektorieller Überblick
Ein vektorieller Überblick ergibt sich nur aus den Extremitätenableitungen; die Brustwandableitungen sind aus folgenden Gründen dazu im allgemeinen nicht geeignet:
a) Die Brustwandableitungen erfassen die Horizontalebene nicht völlig (Abb. 23)
b) Die Brustwandableitungen liegen nicht in einer Ebene (Abb. 24)
c) Die Brustwandableitungen erfassen Einzelvektoren (Abb. 8 u. 9; Proximitätseffekte).

46 Vektorielle Systematik in der Elektrokardiografie

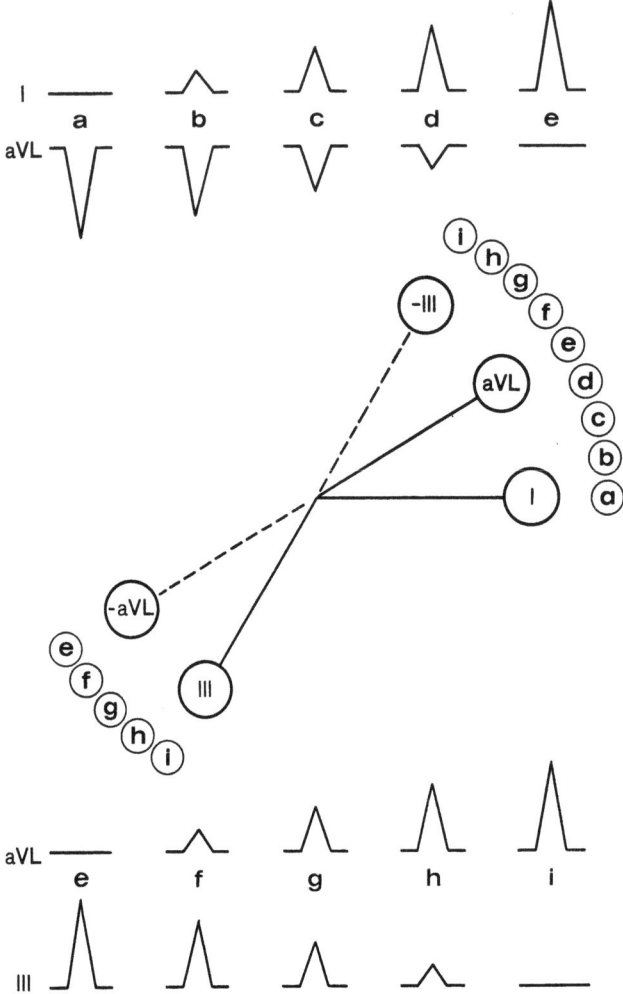

Abb. 22 Einstellung von Zwischenwerten bei Lage des Vektoriellen Minimum zwischen zwei Ableitungen (siehe Text)

a–e: Vektorielles Minimum zwischen I und aVL (gleiche Polung der Ableitungslinien)
e–i: Vektorielles Minimum zwischen III und aVL (ungleiche Polung der Ableitungslinien)

Zur Richtungsbestimmung der Vektoren 47

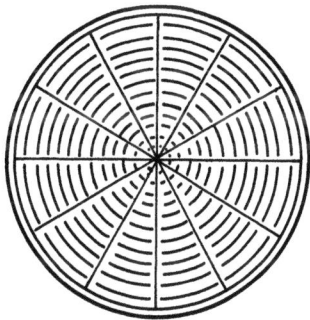
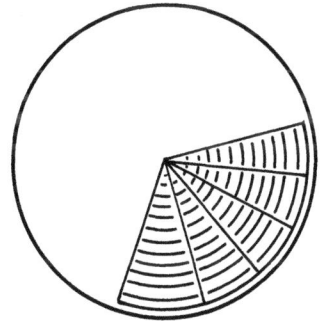

Abb. 23 Erfassung der Ebenen mit dem üblichen EKG-Programm

Links: Erfassung der Frontalebene mittels der Extremitätenableitungen
Rechts: Erfassung der Horizontalebene mittels der Brustwandableitungen

Die Extremitätenableitungen erfassen die Frontalebene völlig, die Brustwandableitungen (V_1–V_6) dagegen nur einen Sektor der Horizontalebene

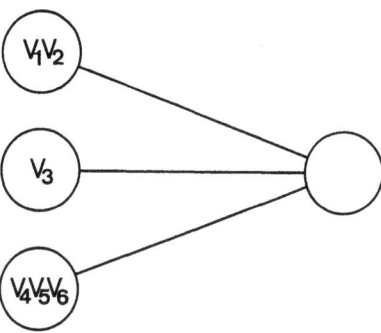

Abb. 24 Lage der Ableitungslinien der Brustwandableitungen bei sagittaler Betrachtung

Links: Ableitungspunkte V_1–V_6
Rechts: Sammelelektrode
Striche: Ableitungslinien

Die Ableitungslinien V_1–V_6 liegen nicht in einer Ebene

3.3.2.2 Vektor und EKG-Amplitude

Die Ausschlagsgröße des EKG in einer Ableitung ist abhängig a) von der Größe des Vektors b) von der Richtung des Vektors c) von den Ableitungsbedingungen.

48 Vektorielle Systematik in der Elektrokardiografie

Die Zusammenhänge sind folgendermaßen zu ordnen:

Tabelle 2

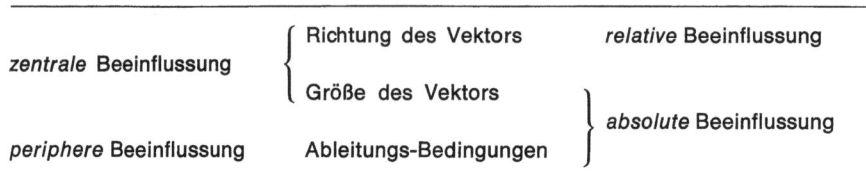

zentrale Beeinflussung	{ Richtung des Vektors	*relative* Beeinflussung
	Größe des Vektors	
periphere Beeinflussung	Ableitungs-Bedingungen	} *absolute* Beeinflussung

Bei der Verwertung von Amplitudenänderungen sollte deshalb zwischen absoluter und relativer Beeinflussung unterschieden werden (Abb. 25).

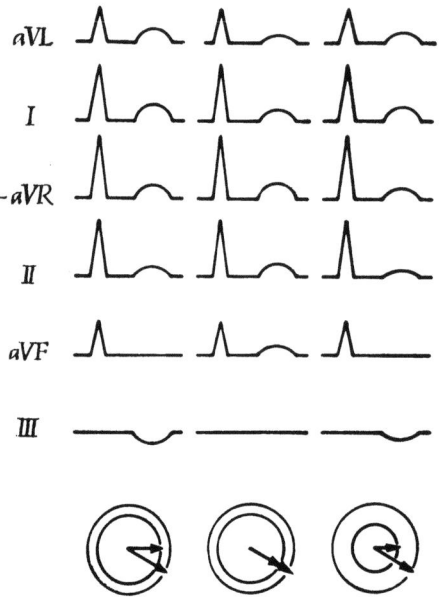

Abb. 25 Absolute und relative Größenänderung im EKG

Links: Ausgangslage
Mitte: Drehung des T-Vektors im Uhrzeigersinn
Rechts: Amplitudenminderung des T-Vektors

Die Drehung des Vektors sowie die Amplitudenminderung des Vektors haben in aVL zu einer Abflachung der T-Zacke geführt. Erst mit Hilfe der vektoriellen Analyse läßt sich feststellen, wodurch diese Abflachung ausgelöst ist

Bei *absoluter Beeinflussung* sind die EKG aller Ableitungen gleichzeitig *im gleichen Maße verändert.*

Bei *relativer Beeinflussung* sind die EKG aller Ableitungen gleichzeitig *im ungleichen Maße verändert.*

Die Unterscheidung zwischen Amplitudenänderung des Vektors und Vektordrehung hat nicht nur theoretisches Interesse, sondern wird bei jeglicher Verwertung von Größenänderungen des EKG praktische Bedeutung haben und diagnostische Differenzierungen bieten.

3.3.2.3 Änderung des Vektors und Zeit
Der Verlaufsbeobachtung kommt bei allen biologischen Vorgängen eine besondere Bedeutung zu. Ebenso wie in der Physik mehrere Meßpunkte eine Kurve ergeben, die eine bestimmte Funktion kennzeichnet, so wird in der Medizin, insbesondere in der Elektrokardiografie, durch zeitlich unterschiedliche Untersuchungsergebnisse ein Verlauf festgestellt, der zur Beurteilung von entscheidender Wichtigkeit ist.
Die jeweilige Bewegungstendenz und Größenänderung der Vektoren in Abhängigkeit von der Zeit ist ein weiteres wichtiges Kriterium bei der vektoriellen Analyse des EKG. Die Bedeutung des Zeitfaktors ist aus Abb. 46 zu ersehen (s. Kap. 3.6.2).

3.3.2.4 Einteilung der Vektoränderungen
Jeder der Vektoren kann sowohl seine Größe als auch seine Richtung ändern. Abb. 26 unterrichtet über die Möglichkeiten der Vektoränderungen, wie sie theoretisch vorstellbar sind und praktisch vorkommen. Diese Einteilung ist für Diagnose und Prognose bedeutungsvoll. In Kapitel 3.6 wird darüber ausführlich diskutiert.

3.4 Vorschläge zur Dokumentation und systematischen Auswertung vektorieller Befunde

Die alleinige Beschreibung des EKG in der herkömmlichen Art schöpft keineswegs alle Möglichkeiten aus. Es ist notwendig, das EKG und seine Änderungen exakt zu objektivieren. GILLMANN hat mit der Methode der Sektordiagrafie grundsätzliche Hinweise zur Systematisierung der statistischen EKG-Forschung gegeben. Für gezielte wissenschaftliche Untersuchungen und Verlaufsbeobachtungen ist es notwendig, Mittel und Wege zu finden, die eine genaue Erfassung der Zusammenhänge ermöglichen. Zur Objektivierung vektorieller Befunde heißt dies, nach einem Modus für die Dokumentation der Richtungsänderungen zu suchen. In möglichst einfacher Form sollen die Ergebnisse augenfällig erfaßt werden. Die Aufgabe ist es, die Richtung des QRS- und des T-Vektors in der Frontalebene gleichzeitig zu erfassen. Ausgangslage und Richtungsänderungen der Vektoren sollen dabei geometrisch dargestellt werden (113).

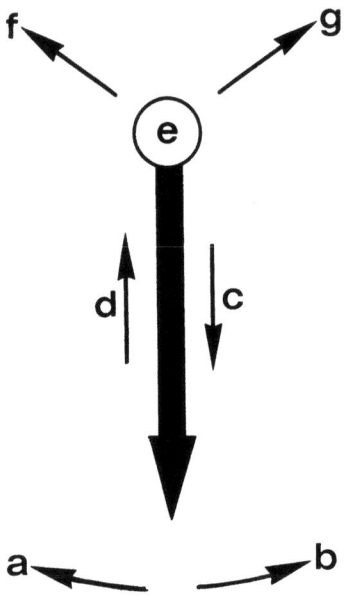

Abb. 26 Einteilung der Vektoränderungen
a) Drehung des Vektors im Uhrzeigersinn
b) Drehung des Vektors gegen den Uhrzeigersinn
c) Amplitudenvergrößerung des Vektors
d) Amplitudenverminderung des Vektors
e) Vektor ist Null
f) Vektor erscheint nach d und e links von der Ausgangslage
g) Vektor erscheint nach d und e rechts von der Ausgangslage

3.4.1 Vektorenplan und Vektorenkennlinie

Bezieht man die Richtung der Vektoren auf das bekannte Sektorenschema (1–12), so ergeben sich für QRS und T je 12 Vektorrichtungen. Daraus resultieren 144

Vorschläge zur Dokumentation und systematischen Auswertung vektorieller Befunde 51

verschiedene Möglichkeiten. In Abb. 27 sind diese Verhältnisse dargestellt: In der waagrechten Reihe sind die Bezeichnungen für die QRS-Vektoren 1–12, in der senkrechten Reihe die der T-Vektoren 1–12 aufgetragen. Jedes einzelne Feld kennzeichnet eine bestimmte Richtung von QRS und T. Diese Anordnung sei als *Vektorenplan* bezeichnet.

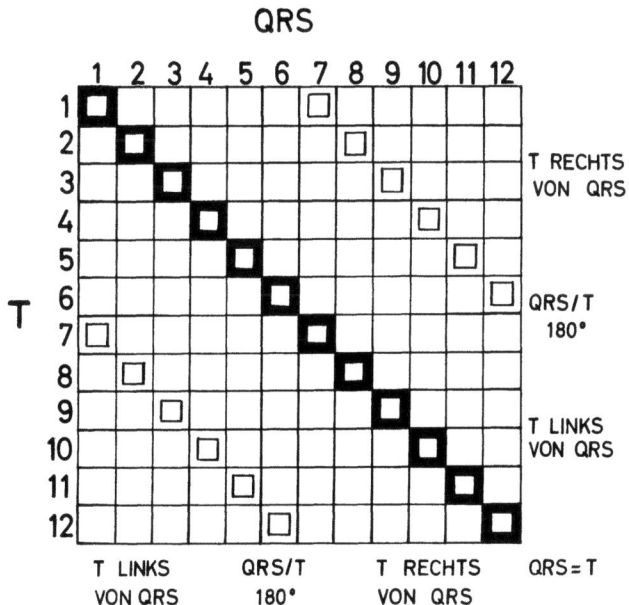

Abb. 27 Vektorenplan

In der waagrechten Reihe sind die Bezeichnungen für die QRS-Vektoren 1–12, in der senkrechten Reihe die T-Vektoren 1–12 aufgetragen.

Dickumrandete Felder: QRS = T
Doppelumrandete Felder: QRS/T = 180°

Jedes einzelne Feld kennzeichnet eine bestimmte Richtung von QRS und T

Die Eintragung in ein bestimmtes Feld des Vektorenplanes (Abb. 27) unterrichtet über die jeweilige Lage des QRS und T-Vektors. Die Verbindungslinie zwischen den einzelnen Einträgen charakterisiert bei der Verlaufsbeobachtung die Richtungsänderungen des QRS- und des T-Vektors von einer Ausgangslage; sie wird als *Vektorenkennlinie* bezeichnet.

3.4.2 Folgerungen

Bei 2 Komponenten (QRS, T) und je 3 Entwicklungsmöglichkeiten (Drehung im Uhrzeigersinn, Drehung gegen den Uhrzeigersinn, keine Drehung) ergeben sich 3^2 Kombinationen, wie aus dem Vektorenplan zu ersehen ist:

Tabelle 3

(+ = Drehung im Uhrzeigersinn, — = Drehung gegen den Uhrzeigersinn, 0 = keine Drehung)

	QRS	T
1.	+	0
2.	—	0
3.	+	+
4.	—	—
5.	+	—
6.	—	+
7.	0	+
8.	0	—
9.	0	0

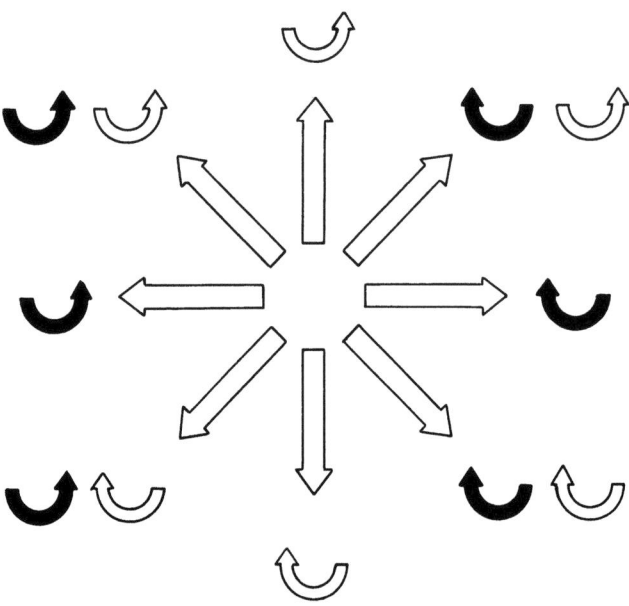

Abb. 28 Grundsätzlich mögliche Verlaufsformen, bei denen zumindest einer der Vektoren seine Richtung ändert

Vorschläge zur Dokumentation und systematischen Auswertung vektorieller Befunde 53

Abb. 28 zeigt schematisch die grundsätzlich möglichen Verlaufsformen, bei denen zumindest einer der Vektoren seine Richtung ändert, wobei die geraden Pfeile (Vektorenkennlinien) die Entwicklungen beider Vektoren beinhalten. Diese grundsätzlich möglichen Entwicklungen sind in Abb. 29 auf klinische Beispiele bezogen (Frontalebene). Es ergeben sich dabei folgende Grundtypen:

Tabelle 4

1. Rechtstyp	5. Rechtshypertrophie
2. Linkstyp	6. Linkshypertrophie
3. Rechtsdrehung	7. Vorderwandinfarkt
4. Linksdrehung	8. Hinterwandinfarkt

Alle klinischen Verläufe (Richtungsentwicklungen von QRS und T in der frontalen Ebene) lassen sich in eine dieser 8 Grundtypen einordnen (Abb. 29).

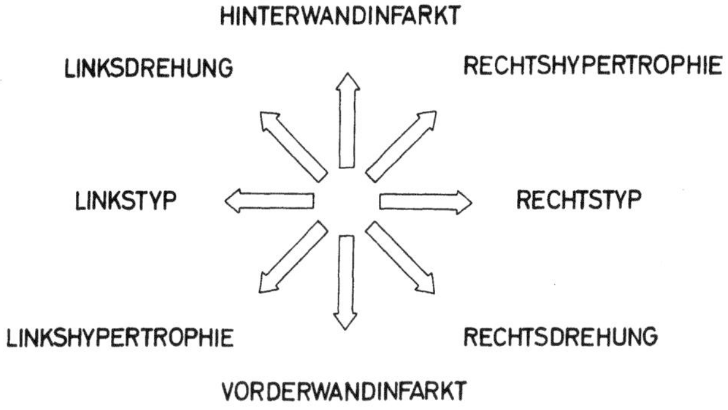

Abb. 29 Grundtypen der möglichen Verlaufsformen, auf klinische Beispiele bezogen
Pfeile: Vektorenkennlinien

3.4.3 Beispiele

Mit Hilfe des Vektorenplanes und der Vektorenkennlinie lassen sich die vekto-

Schwarzer gebogener Pfeil: Richtungsänderung des QRS-Vektors
Weißer gebogener Pfeil: Richtungsänderung des T-Vektors
Der gerade Pfeil (Vektorenkennlinie) beinhaltet jeweils eine bestimmte Entwicklung des QRS- und T-Vektors

riellen Ergebnisse von Reihenuntersuchungen und von Verlaufsbeobachtungen exakt erfassen und augenfällig darstellen:

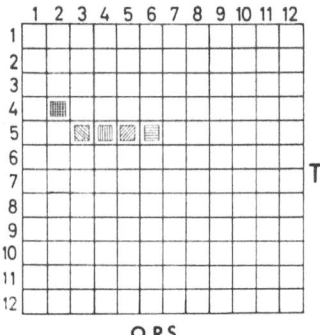

Abb. 30 Feststellung der Richtungen des QRS- und des T-Vektors in der frontalen Ebene bei den verschiedenen Lagetypen (Beispiel für Reihenuntersuchungen)

Schraffierung:
waagrecht = Vertikallage
links unten nach rechts oben = Semivertikallage
senkrecht = Zwischenlage
rechts unten nach links oben = Semihorizontallage
senkrecht und waagrecht = Horizontallage

Die Vertikallage, Semivertikallage, Zwischenlage und Semihorizontallage unterscheiden sich ausschließlich durch die unterschiedliche Richtung des QRS-Vektors, die Richtung des T-Vektors ist dagegen gleich. Bei der Horizontallage zeigt sich eine gewisse Abweichung auch bezüglich des T-Vektors

a) Beispiele für Reihenuntersuchungen (Abb. 30)
Feststellung der Richtungen des QRS- und des T-Vektors in der frontalen Ebene bei verschiedenen Lagetypen.
Ergebnis:
Die Vertikallage (waagrechte Schraffierung), Semivertikallage (Schraffierung von links unten nach rechts oben), Zwischenlage (senkrechte Schraffierung) und Semihorizontallage (Schraffierung von rechts unten nach links oben) unterscheiden sich ausschließlich durch die unterschiedliche Richtung des QRS-Vektors, die Richtung des T-Vektors ist dagegen gleich (Ergebnisse liegen alle im gleichen »Stockwerk« des Vektorenplanes). Lediglich bei der Horizontallage (senkrechte und waagrechte Schraffierung) zeigt sich eine gewisse Abweichung auch bezüglich des T-Vektors.

b) Beispiele für Verlaufsbeobachtungen (Abb. 31)
Entwicklung von einer semivertikalen Ausgangslage über verschiedene Wege zu einer Linksüberlastung.
Ergebnis:
Bei gleicher Ausgangslage kann der Weg zur gleichen Endlage unterschiedlich sein. Hierüber gibt die Vektorenkennlinie Aufschluß.
Oberes Beispiel:
Zuerst Drehung von QRS gegen den Uhrzeigersinn allein, dann Drehung von T im Uhrzeigersinn allein.
Mittleres Beispiel:
Gleichzeitig Drehung von QRS gegen den Uhrzeigersinn und T im Uhrzeigersinn.
Unteres Beispiel:
Zuerst Drehung von T im Uhrzeigersinn allein, dann Drehung von QRS gegen den Uhrzeigersinn allein.

Dem Vektorenplan kann auch die Gradeinteilung des Winkels α zugrunde gelegt werden, dadurch wird eine differenzierte Darstellung der Zusammenhänge und damit eine genauere Erfassung der Vektorenkennlinie ermöglicht.

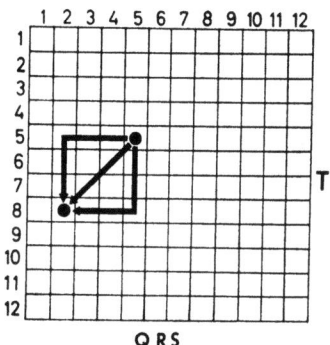

Abb. 31 Entwicklung von einer semivertikalen Ausgangslage über verschiedene Wege zu einer Linksüberlastung (Beispiel für Verlaufsbeobachtungen)
Bei gleicher Ausgangslage kann der Weg zur gleichen Endlage unterschiedlich sein. Hierüber gibt die Vektorenkennlinie Aufschluß (Einzelheiten s. Text)

3.5 Korrelation zwischen EKG und VKG

Im folgenden wird gezeigt, wie die Beurteilungskriterien des VKG aus dem EKG zu erkennen sind (123).

56 Vektorielle Systematik in der Elektrokardiografie

Die Ableitungspunkte zur Aufzeichnung des VKG sind im allgemeinen herzfern. Ebenfalls herzfern sind die Ableitungspunkte der Extremitätenableitungen. Im Gegensatz dazu sind die Ableitungspunkte der Brustwand- und Ösophagusableitungen herznah. Es ist deshalb zu erwarten, daß nur zwischen dem VKG (herzferne Ableitungspunkte) und den herzfernen EKG-Ableitungen exakte Korrelationen bestehen. Praktische Untersuchungen (s. Kap. 3.2.3) bestätigen diese Überlegungen (s. Tab. 6). Prinzipschaltbild zur Aufnahme von VKG s. Abb. 32.

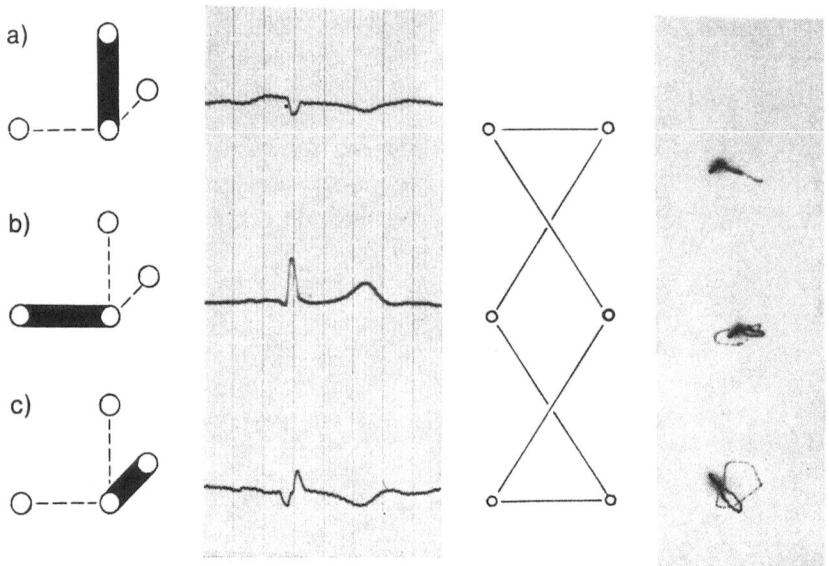

Abb. 32 Methodik bei Vektorableitungen (nach Duchosal und Sulzer) und die VKG der drei Ebenen mit den EKG-Komponenten

a) Kurve links (oben):   EKG in der senkrechten Ableitungslinie
b) Kurve links (Mitte):   EKG in der waagrechten Ableitungslinie
c) Kurve links (unten):   EKG in der sagittalen Ableitungslinie

a) Schleife rechts (oben):   VKG in der frontalen Ebene
    (zusammengesetzt aus EKG a und b)
b) Schleife rechts (Mitte):   VKG in der sagittalen Ebene
    (zusammengesetzt aus EKG a und c)
c) Schleife rechts (unten):   VKG in der horizontalen Ebene
    (zusammengesetzt aus EKG b und c)

Es wurden jeweils die Ableitungspunkte nach der Methode von DUCHOSAL und SULZER berücksichtigt. Auch für das Ableitungssystem nach FRANK treffen die Ausführungen praktisch in gleichem Maße zu.

Tabelle 5

frontales VKG (herzfern)	Extremitätenableitungen (herzfern)	Übereinstimmung
horizontales VKG (herzfern)	Brustwandableitungen (herznah)	keine Übereinstimmung
sagittales VKG (herzfern)	Ösophagusableitungen (herznah)	keine Übereinstimmung

Die Korrelationen zwischen EKG und VKG beziehen sich deshalb nur auf die frontale Ebene (Extremitätenableitungen und frontale Vektorschleife).

3.5.1 Rückwirkungen unterschiedlicher Komponenten des VKG auf das EKG

Das VKG wird nach Größe, Richtung, Umlaufgeschwindigkeit, Form und Umlaufsinn der Schleifen beurteilt. Dabei sind besonders die Kriterien Form, Umlaufsinn und Umlaufgeschwindigkeit bedeutungsvoll.
Im folgenden wird gezeigt, welche elektrokardiografischen Ableitungen sich für Rückschlüsse auf das VKG besonders eignen. Es wird dazu der Begriff des »Vektoriellen Maximum« und des »Vektoriellen Minimum« (s. Kap. 3.3.1.4) noch einmal näher dargelegt.

3.5.1.1 Vektorielles Minimum – Vektorielles Maximum
Abb. 33 zeigt als Schema die Projektion einer in Form eines Kreises ausgebildeten Vektorschleife auf die Ableitungslinien der Extremitätenableitungen. Zwei Ableitungen eignen sich im besonderen für Rückschlüsse auf das Aussehen der Vektorschleifen. Einmal ist dies die Ableitung, die parallel zur Vektorrichtung liegt (s. Abb. 33a rechts bzw. links), zum anderen jene Ableitung, deren Richtung senkrecht zur Vektorrichtung steht (s. Abb. 33a oben bzw. unten).
Die zur Vektorrichtung parallel liegende Ableitungslinie erfaßt das Vektorielle Maximum, die zur Vektorrichtung senkrecht liegende Ableitungslinie dagegen das Vektorielle Minimum. Der Differenzwinkel zwischen beiden Ableitungslinien beträgt 90° (s. Kap. 3.3.1.4).

58 *Vektorielle Systematik in der Elektrokardiografie*

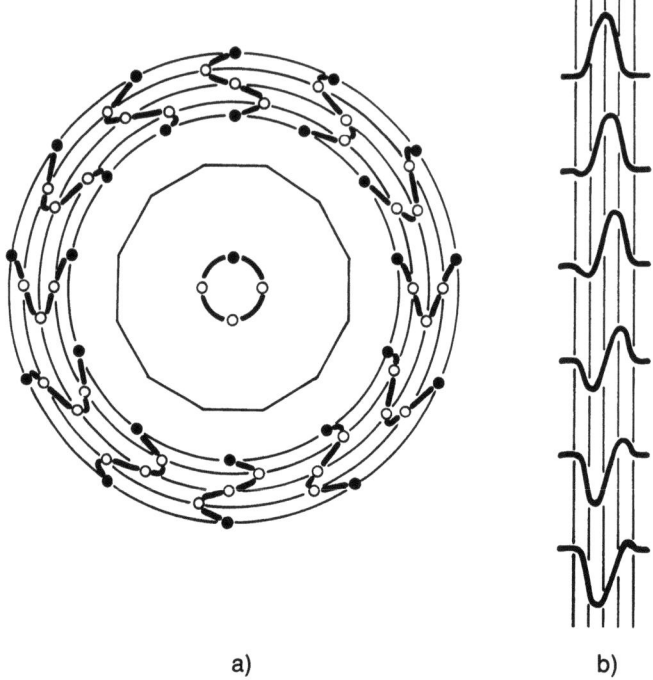

a) b)

Abb. 33 a) Korrelation zwischen VKG und EKG verschiedener Ableitungslinien
Mitte: Vektorkardiogramm
Linien: Ableitungslinien
Punkte: Zeitpunkte (gleiche Zeitpunkte liegen jeweils innerhalb eines Kreisbogens)
Kurven: EKG der Ableitungslinien

Das Vektorkardiogramm (und damit alle Vektoren) stellt sich in den einzelnen Ableitungen unterschiedlich dar.

Abb. 33 b) Kurven nebst Zeitlinien der Abb. 33a untereinander angeordnet.

Die maximalen Ausschläge in den einzelnen Ableitungen treten nicht synchron auf. Eine exakte Bezeichnungsweise der Zacken und damit auch die Feststellung des oberen Umschlagspunktes ist nur aus der Ableitung zu entnehmen, die zur Vektorrichtung parallel steht (hier die oberste Ableitung). Näheres s. Text

Das Vektorielle Maximum muß nicht identisch mit der Ableitung des größten Ausschlages sein. Zur Definition sind deshalb andere Merkmale zu nennen, die in jedem Falle das Vektorielle Maximum und das Vektorielle Minimum anzeigen. Die Analyse der Abb. 34 (verschiedene Maxima und Minima bei unterschiedlichen Vektorschleifen) läßt die Beurteilungskriterien für das Vektorielle

Maximum und das Vektorielle Minimum leicht erkennen: Das Vektorielle Maximum wird in jener Ableitung erfaßt, in welcher der Ausschlag entweder Null ist (Abb. 34a) oder der negative und der positive Anteil gleich groß sind (Abb. 34 b–d), unabhängig von der Amplitude. Bei Abb. 34 b ist die Gesamtamplitude des Minimum kleiner, bei Abb. 34 c gleich und bei Abb. 34 d größer als das Vektorielle Maximum. In der folgenden Tabelle sind die Beurteilungskriterien für das Vektorielle Minimum und das Vektorielle Maximum zusammengefaßt:

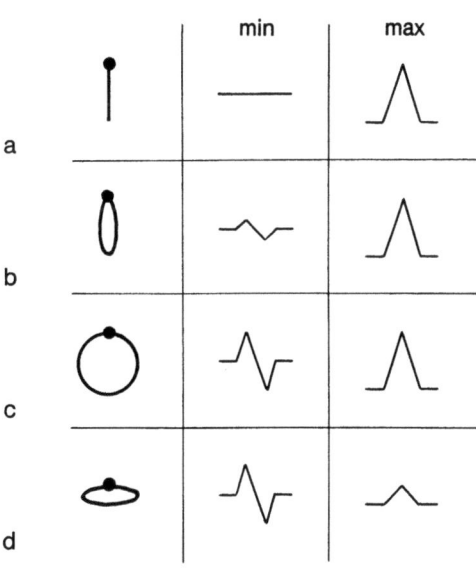

Abb. 34 Korrelationen zwischen Vektorkardiogramm und Elektrokardiogramm zur Definition des vektoriellen Maximum und Minimum

Min: »EKG« des Vektoriellen Minimum
Max: »EKG« des Vektoriellen Maximum
links: »VKG«

Verschiedene Vektorielle Minima und Maxima bei gleicher Richtung des Vektors, aber unterschiedlicher Größe und Richtung der Integralvektoren (a–d)

Tabelle 6

Vektorielles Minimum:	Ausschlag = Null oder negativer und positiver Ausschlag gleich
Vektorielles Maximum:	senkrecht zum Vektoriellen Minimum

60 *Vektorielle Systematik in der Elektrokardiografie*

Das Vektorielle Minimum, das sich entweder in Form gleich großer positiver oder negativer Anteile darstellt oder durch »keinen« Ausschlag kennzeichnet, wird in der Nullinie erfaßt. Es ist der Ausgangspunkt für die Feststellung des Vektoriellen Maximum, das zu dieser Ableitungslinie senkrecht steht.

3.5.1.2 Beurteilung der Größe des VKG
Abb. 35 unterrichtet über die Beziehungen zwischen den Vektorgrößen und den Amplituden des Vektoriellen Minimum und des Vektoriellen Maximum.

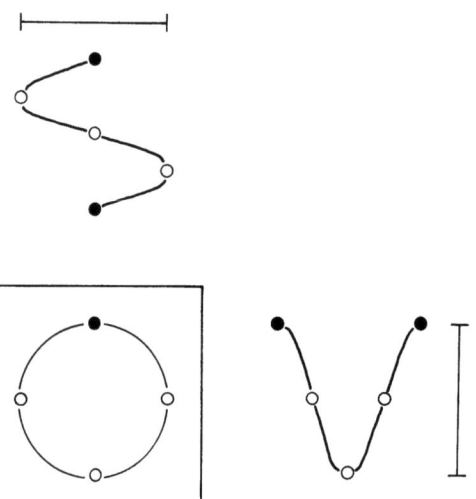

Abb. 35 Korrelation zwischen Vektorgrößen und Amplituden des Vektoriellen Minimum und Maximum

Schwarzer Punkt (Nullpunkt): Ausgangspunkt (Isoelektrische)
Kreise: Zeitpunkte
Oben: Vektorielles Minimum
Rechts: Vektorielles Maximum

Die Amplitude des Vektoriellen Maximum entspricht der Länge der Vektorschleife. Die Amplitude des Vektoriellen Minimum unterrichtet über die Breite des VKG. Ist das Vektorielle Maximum größer als das Vektorielle Minimum (Normalfall), handelt es sich um eine schmale Vektorschleife. Bei Amplitudenübereinstimmung zwischen dem Vektoriellen Maximum und dem Vektoriellen Minimum ist auf eine kreisförmige Vektorschleife zu schließen. Ist jedoch die Amplitude des Vektoriellen Maximum kleiner als diejenige des Vektoriellen Minimum so ist das VKG breiter als lang:

Tabelle 7

EKG (Amplitude)	VKG
Vektorielles Maximum > Vektorielles Minimum	schlank (länger als breit)
Vektorielles Maximum = Vektorielles Minimum	kreisförmig
Vektorielles Maximum < Vektorielles Minimum	schlank (breiter als lang)

3.5.1.3 *Beurteilung der Richtung des VKG*
Bezüglich der Richtungsbestimmungen sei auf Kapitel 3.3.1 verwiesen.
Aus der Betrachtung des Vektoriellen Maximum und des Vektoriellen Minimum ergeben sich in einfacher Weise Rückschlüsse auf die Richtung der Vektoren. Die Zusammenhänge sind aus Abb. 21 ersichtlich und in Tabelle 8 vereinfacht dargestellt. Die Zahlen beziehen sich auf die Gradeinteilung des Winkels α, die in Klammern gesetzten auf das Sektorenschema.

Tabelle 8

Vekt. Min.	Vekt. Max.	Ausschlagsrichtung im Vekt. Max.	
		negativ	positiv
I	aVF	− 90° (12)	+ 90° (6)
II	aVL	+ 150° (8)	− 30° (2)
III	aVR	+ 30° (4)	− 150° (10)
aVR	III	− 60° (1)	+ 120° (7)
aVL	II	− 120° (11)	+ 60° (5)
aVF	I	180° (9)	0° (3)

3.5.1.4 *Beurteilung der Umlaufgeschwindigkeit des VKG*
Der periodisch unterbrochene Elektronenstrahl gibt bei der Aufnahme von VKG Aufschluß darüber, mit welcher Geschwindigkeit die einzelnen Schleifenabschnitte durchlaufen werden. Aus der Analyse des Vektoriellen Maximum und des Vektoriellen Minimum kann direkt auf diese Umlaufgeschwindigkeit geschlossen werden.
Aus der Beurteilung der Basis der Zacken bzw. Zackenabschnitte des Vektoriellen Maximum und des Vektoriellen Minimum ergeben sich Hinweise auf die Umlaufgeschwindigkeit des VKG (Abb. 36). In der folgenden Tabelle sind die Ergebnisse dargestellt:

62 *Vektorielle Systematik in der Elektrokardiografie*

Tabelle 9

breite	Basis des EKG	=	*langsame* Umlaufgeschwindigkeit des VKG
schmale	Basis des EKG	=	*schnelle* Umlaufgeschwindigkeit des VKG

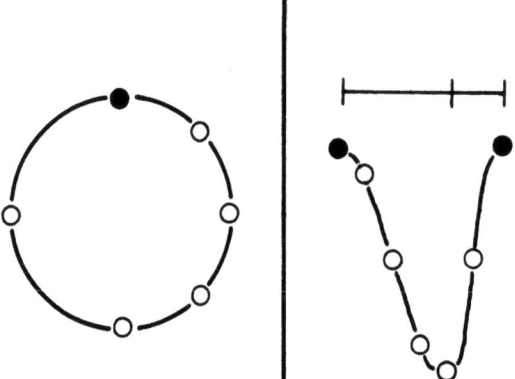

Abb. 36 Korrelation zwischen Umlaufgeschwindigkeit des VKG und dem Vektoriellen Maximum

Schwarzer Punkt (Nullpunkt): Ausgangspunkt (Isoelektrische)
Kreise: Zeitpunkte
Links: »VKG«
Rechts: »EKG« des Vektoriellen Maximum

3.5.1.5 Beurteilung der Form des VKG

Die Form des VKG ist durch seine unterschiedliche Größe und Richtung bedingt. Dabei ist es durchaus möglich, daß verschieden aussehende VKG gleiche resultierende Vektoren besitzen. Das Vektorielle Maximum und das Vektorielle Minimum eignen sich in dominierender Weise für Rückschlüsse bezüglich des Aussehens der Vektorschleifen.

Abb. 37 unterrichtet über die jeweiligen Vektoriellen Maxima und Vektoriellen Minima bei gleicher Richtung des resultierenden Vektors (Mittel aller Vektoren während eines Komplexes) aber unterschiedlicher Größe und Richtung der Einzelvektoren. Es wurden typische Möglichkeiten theoretisch erarbeitet, die erfahrungsgemäß überwiegend in der Praxis vorkommen.

Ergeben sich zwei Vektorielle Minima gleichzeitig, so ist zwischen zwei Vektorrichtungen zu unterscheiden, obwohl sie dem gleichen Komplex (P, QRS, T) angehören. Solche Beispiele zeigt Abb. 38.

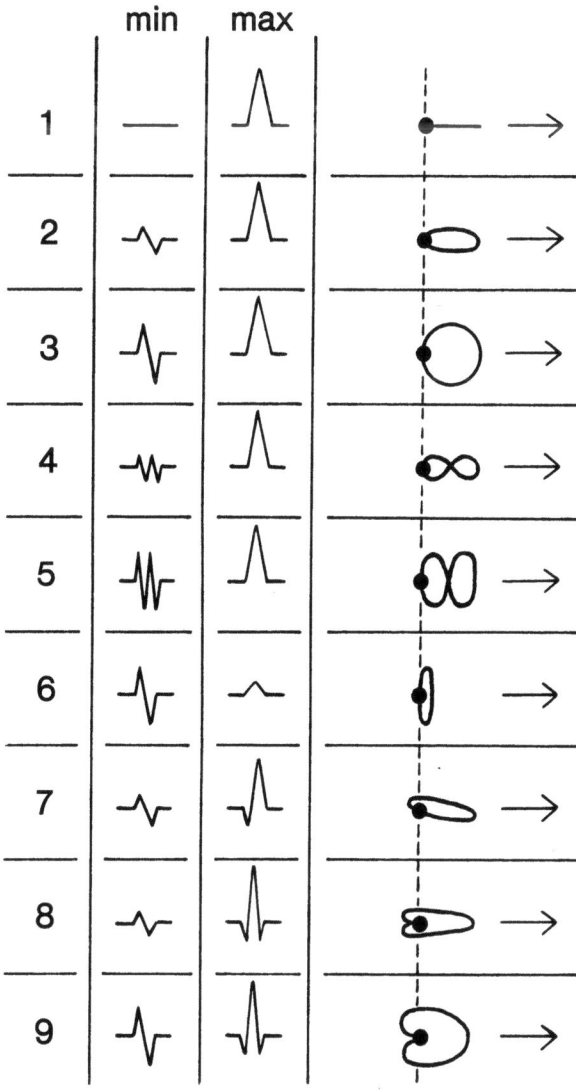

Abb. 37 Korrelation zwischen unterschiedlicher Form der Vektorschleifen und EKG-Kriterien des Vektoriellen Maximum und Minimum (Beispiele 1–9)

Min: Vektorielles Minimum
Max: Vektorielles Maximum
Rechts: »VKG«
Punkte: Nullpunkt (Ausgangspunkt des Vektorschleife)
Pfeil: Richtung des resultierenden Vektors

64 *Vektorielle Systematik in der Elektrokardiografie*

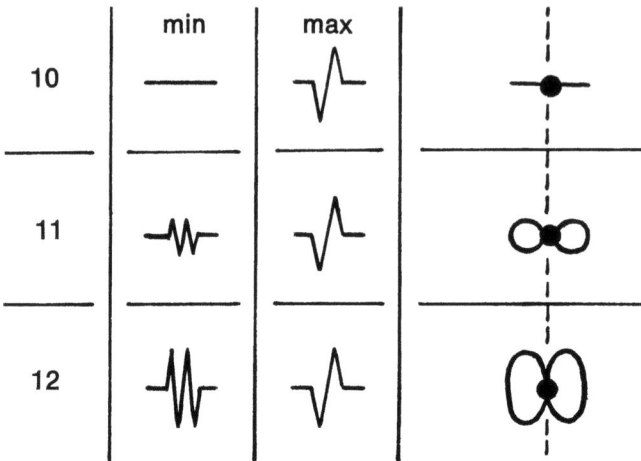

Abb. 38 Korrelation zwischen unterschiedlicher Form der Vektorschleifen und EKG-Kriterien des Vektoriellen Maximum und Minimum (Beispiele 10–12)

Min: Vektorielles Minimum
Max: Vektorielles Maximum
Rechts: »VKG«
Punkte: Nullpunkt (Ausgangspunkt der Vektorschleife)

Die Beurteilung der Kurvenform des Vektoriellen Maximum und des Vektoriellen Minimum ermöglicht somit Rückschlüsse auf die Form des VKG. Selbst kleine Unregelmäßigkeiten im Verlauf der Vektorschleifen, wie Einkerbungen, Ecken und dgl. sind aus dem EKG verifizierbar. Es finden sich Knotungen und Aufsplitterungen, besonders in jenen EKG-Ableitungen, die zu den betreffenden Schleifenabschnitten senkrecht (s. Abb. 42) liegen.

Sinusförmige Kurvenabschnitte des EKG lassen auf glatte, schleifenartige Konturen im VKG schließen (Abb. 39; ausgezogene Linien). Bei spitzen Zacken und Kantenbildungen im EKG ergeben sich Kantenbildungen im VKG (Abb. 39; punktierte Linien).

Der Zackenzuordnung kommt eine ganz besondere praktische Bedeutung zu. So sind Q-Zacken u. a. bedeutungsvoll für die Diagnostik der Infarkte. Nur wenn eine Q-Zacke in der zur Vektorrichtung von QRS parallel liegenden Ableitungslinie (Vektorielles Maximum von QRS) erscheint, handelt es sich um eine echte Q-Zacke. Eine Q-Zacke ist nur dann als solche verwertbar, wenn auch die Ausschlagsrichtungen der übrigen Zackenabschnitte gleichzeitig berücksichtigt werden. Dieselben Kriterien, die für die Q-Zacke dargelegt wurden, sind zur

Differenzierung der S-Zacken in gleicher Weise geeignet. Zur Definition der Q- und S-Zacke sei auf Abb. 40 verwiesen.

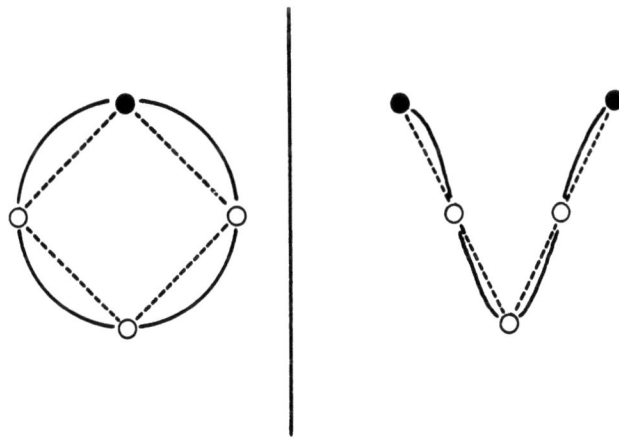

Abb. 39 Unterschiedliche EKG-Komponenten bezüglich des Formbildes (Unterschied zwischen Zacken und Kurven)

Schwarzer Punkt (Nullpunkt): Ausgangspunkt (Isoelektrische)
Kreise: Zeitpunkte
Links: VKG
Rechts: EKG

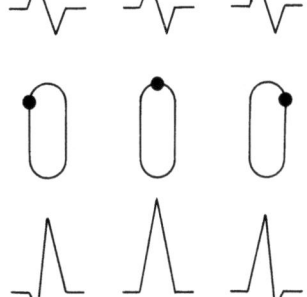

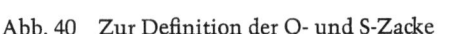

Abb. 40 Zur Definition der Q- und S-Zacke

Oben: EKG des Vektoriellen Minimum
Mitte: VKG (im Uhrzeigersinn)
Unten: EKG des Vektoriellen Maximum

In den oben dargestellten Ableitungen (Vektorielles Minimum) stellen sich die verschiedenen Vektoren gleich dar, in den unteren dagegen unterschiedlich. Letztere (Vektorielles Maximum) ist die Ableitung, die zur Richtung des Vektors parallel steht. *Nur aus dieser Ableitung ist zu erkennen, was eine Q-, eine R- oder eine S-Zacke tatsächlich ist*

66 Vektorielle Systematik in der Elektrokardiografie

3.5.1.6 Beurteilung des Umlaufsinnes des VKG

Das VKG wird im allgemeinen bei stehendem Film geschrieben. Um über den Umlaufsinn der Vektorschleifen Aussagen machen zu können, wird das VKG »aufgelöst«, d. h. wird bei eingeschaltetem Papiertransport registriert (s. Abb. 42 oben). Neuerdings kann durch sogenannte tropfenförmige Striche die Richtung auch bei stehendem Film abgelesen werden.

Die Berücksichtigung der Ausschlagrichtung der Zacken des Vektoriellen Maximum und des Vektoriellen Minimum ermöglicht die Beurteilung des Umlaufsinnes der Vektorschleife.

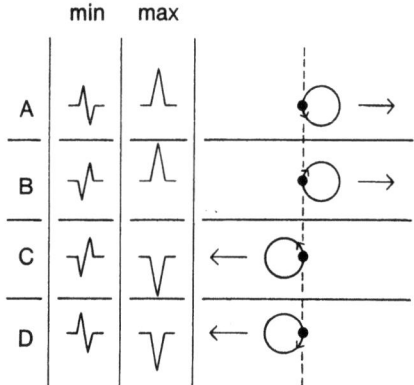

Abb. 41 Korrelation zwischen Umlaufsinn des VKG und Zackenfolge (Ausschlagsrichtung) des Vektoriellen Maximum und Minimum

Min: Vektorielles Minimum
Max: Vektorielles Maximum
Rechts: »VKG«
Kleiner Pfeil im VKG: Umlaufsinn
Gerader Pfeil: Richtung des resultierenden Vektors

A: gleiche Ausschlagsrichtung des ersten Teils des Vektoriellen Minimum und des Vektoriellen Maximum
B: unterschiedliche Ausschlagsrichtung des ersten Teils des Vektoriellen Minimum und des Vektoriellen Maximum
C: gleiche Ausschlagsrichtung des ersten Teils des Vektoriellen Minimum und des Vektoriellen Maximum
D: unterschiedliche Ausschlagsrichtung des ersten Teils des Vektoriellen Minimum und des Vektoriellen Maximum
A und C: Vektorschleife gegen den Uhrzeigersinn laufend
B und D: Vektorschleife im Uhrzeigersinn laufend

Abb. 41 zeigt die grundsätzliche Beziehung zwischen Umlaufsinn des VKG und Ausschlagsrichtung der Zacken des Vektoriellen Minimum und des Vektoriellen Maximum.

Wendet man die in Abb. 41 dargestellten Zusammenhänge auf die Extremitätenableitungen – unter Berücksichtigung ihrer Lage und Polung – an, so kommt man zu folgendem Ergebnis, welches in Tabelle 10 dargestellt ist.

Tabelle 10

Vekt. Min.	Vekt. Max.	Ausschlagsrichtung d. Vekt. Min. u. Max.	Umlaufsinn des VKG
II aVF III aVR	aVL I —aVR III	Diskordanz	im Uhrzeigersinn
II aVF III aVR	aVL I —aVR III	Konkordanz	gegen den Uhrzeigersinn
aVL I —aVR III	II aVF III aVR	Konkordanz	im Uhrzeigersinn
aVL I —aVR III	II aVF III aVR	Diskordanz	gegen den Uhrzeigersinn

Die Ergebnisse der Bestimmungstabelle lassen sich folgendermaßen formulieren:

Vektorielles Minimum in aVL, I oder III:
Bei *gleicher* Ausschlagsrichtung des ersten Teils des Vektoriellen Minimum und der Zacke des Vektoriellen Maximum läuft die Vektorschleife *im* Uhrzeigersinn.
Bei *gegensätzlicher* Ausschlagsrichtung des ersten Teils des Vektoriellen Minimum und der Zacke des Vektoriellen Maximum läuft die Vektorschleife *gegen* den Uhrzeigersinn.

68 *Vektorielle Systematik in der Elektrokardiografie*

Vektorielles Minimum in II, aVF oder aVR:
Bei *gleicher* Ausschlagsrichtung des ersten Teils des Vektoriellen Minimum und der Zacke des Vektoriellen Maximum läuft die Vektorschleife *gegen* den Uhrzeigersinn.
Bei *gegensätzlicher* Ausschlagsrichtung des ersten Teils des Vektoriellen Minimum und der Zacke des Vektoriellen Maximum läuft die Vektorschleife *im* Uhrzeigersinn.

Unter »erstem Teil des Vektoriellen Minimum« ist die Ausschlagsrichtung der ersten Zacke des betreffenden Abschnittes zu verstehen. Unter Ausschlagsrichtung der »Zacke des Vektoriellen Maximum« die Richtung des Hauptausschlages des betreffenden Abschnittes.

Die Tabelle 11 faßt die vorgenannten Ergebnisse zusammen:

Tabelle 11

Vektorielles Minimum in aVL, I oder III	
Zacken des Vektoriellen Minimum und Vektoriellen Maximum	Übereinstimmung im Uhrzeigersinn
	Nichtübereinstimmung gegen Uhrzeigersinn
Vektorielles Minimum in II, aVF oder aVR	
Zacken des Vektoriellen Minimum und Vektoriellen Maximum	Übereinstimmung gegen Uhrzeigersinn
	Nichtübereinstimmung im Uhrzeigersinn

3.5.2 Zusammenfassung der Ergebnisse und Beispiel

Auf Grund theoretischer Überlegungen, welche die mathematisch-physikalischen Gegebenheiten berücksichtigen, wurde erläutert, wie sich in einfacher Weise Rückschlüsse vom EKG auf das VKG ermöglichen lassen. Auf zwei grundsätzlich wichtige EKG-Ableitungen wurde hingewiesen, die als »Vektorielles Maximum« und »Vektorielles Minimum« bezeichnet wurden. Die Analyse dieser beiden Ableitungen gibt Hinweise auf
  Größe
  Richtung
  Umlaufgeschwindigkeit
  Form
  Umlaufsinn
des VKG.

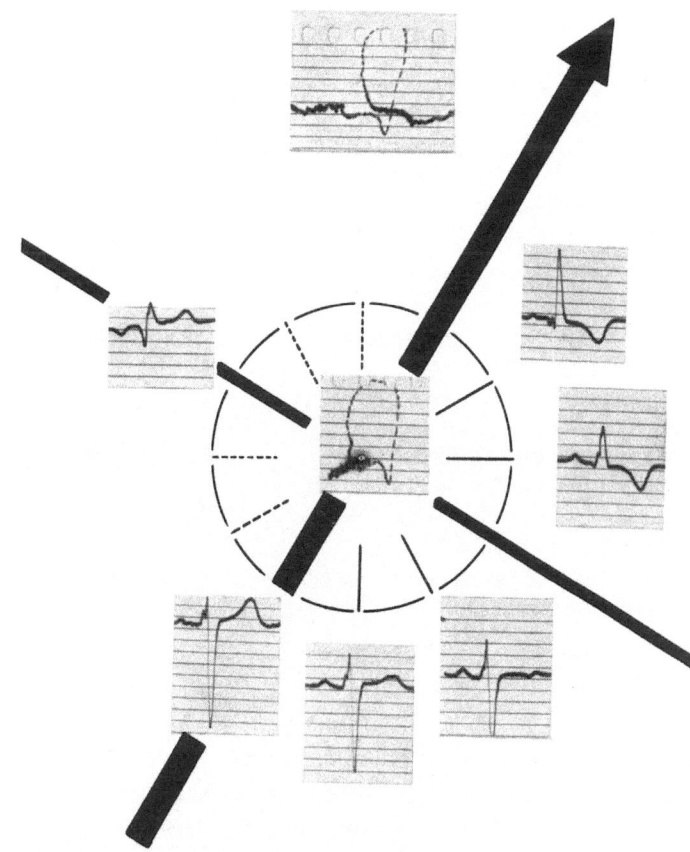

Abb. 42 Praktisches Beispiel zur Demonstration der abgeleiteten Beziehungen (EKG und VKG in der frontalen Ebene)

Mitte: frontales VKG
Oben: VKG in aufgelöster Form (bei Papiertransport) zur Feststellung des Umlaufsinnes (gegen den Uhrzeigersinn)
Kreis mit kurzen Strichen: Ableitungslinien
Peripher dazu: EKG der Ableitungslinien
Pfeil: Linie des Vektoriellen Maximum (QRS)
Dicke lange Linie: Linie des Vektoriellen Minimum (QRS)

70 Vektorielle Systematik in der Elektrokardiografie

In Tabelle 12 sind die Beurteilungskriterien tabellarisch erfaßt:

Tabelle 12

Größe	
Amplitude des Vektoriellen Maximum	Länge des VKG
Amplitude des Vektoriellen Minimum	Breite des VKG
Richtung	
(Vektorielles Minimum)	Richtung des VKG
Vektorielles Maximum	
Umlaufgeschwindigkeit	
Basisbreite des Vektoriellen Maximum	Umlaufgeschwindigkeit des VKG
und Vektoriellen Minimum	
Form	
Form des Vektoriellen Maximum	Form des VKG
und Vektoriellen Minimum	
Umlaufsinn	
Ausschlagsrichtung des Vektoriellen Maximum	Umlaufsinn des VKG
und Vektoriellen Minimum	

Abb. 42 bringt zur Demonstration der abgeleiteten Beziehungen ein praktisches Beispiel: Es werden Größe, Richtung, Umlaufgeschwindigkeit, Form und Umlaufsinn des QRS-Komplexes bestimmt. Zur Erklärung dieser Abbildung sei auf Tabelle 13 verwiesen. Das Vektorielle Minimum von QRS ist in aVR (negativer und positiver Ausschlag gleich groß, s. Definition Kap. 3.5.1.1). Das Vektorielle Maximum von QRS ist in III (senkrecht zum Vektoriellen Minimum, s. Definition Kap. 3.5.1.1).
Unregelmäßigkeiten im Verlauf der Vektorschleife (s. Anfangsteil des VKG) machen sich in der Aufsplitterung der Ableitung III und aVF bemerkbar, (s. Hinweis in Kap. 3.5.1.5).
Die Analyse der P- sowie der T-Zacke ist in gleicher Weise möglich.
Durch die Einbeziehung vektorkardiografischer Kriterien (Größe, Richtung, Umlaufgeschwindigkeit, Form, Umlaufsinn) läßt sich der Wirkungsgrad des EKG für Klinik und Praxis zweifellos verbessern.

Tabelle 13 (s. Abb. 42)

EKG	VKG
Amplitude des Vektoriellen Maximum Amplitude des Vektoriellen Minimum	Länge des VKG Breite des VKG (VKG länger als breit) (Größe)
Vektorielles Maximum senkrecht zum Vektoriellen Minimum (Bestimmung s. Kap. 3.5.1.1)	Winkel $\alpha = -60°$ (Richtung)
träger Anstieg im Anfangsteil der Ableitung I und im Endteil der Ableitung aVR	Langsame Umlaufgeschwindigkeit am Anfang und Ende der Vektorschleife (Umlaufgeschwindigkeit)
Vektorielles Minimum: positiver und negativer Anteil Vektorielles Maximum: kleine Anfangszacke und große Hauptzacke	Beispiel 7 der Abb. 37 (Form)
Konkordanz zwischen dem ersten Zacken- abschnitt des Vektoriellen Minimum und der Hauptzacke des Vektoriellen Maximum (Vektorielles Minimum in Ableitung aVR)	gegen den Uhrzeigersinn (Umlaufsinn)

3.6 Die vektorielle Analyse des Elektrokardiogramms

In Kapitel 3.4 wurden Vorschläge zur Dokumentation und systematischen Auswertung vektorieller Befunde gegeben (gleichzeitige Erfassung der Richtung des QRS – und des T-Vektors).

Nunmehr wird die vektorielle Analyse des EKG bei den verschiedenartigsten elektrokardiografischen Bildern (Einzel- und Verlaufsbeobachtungen) durchgeführt. Es wurden nur solche Kurven analysiert, die sich bei der Mehrzahl der EKG-Interpreten einer einheitlichen Deutung erfreuen. Berücksichtigt wurden neben Größenänderungen im wesentlichen die Richtungen und die Richtungsänderungen von QRS (QRS-Vektor = resultierender Vektor der Erregungsausbreitung) und T *nur* in der frontalen Ebene (Standard- und unipolare Extremitätenableitungen). Die Gründe dafür wurden in Kapitel 3.3.2.1 abgehandelt.

Eine Vollständigkeit darf nicht erwartet werden; die Untersuchungen sind als

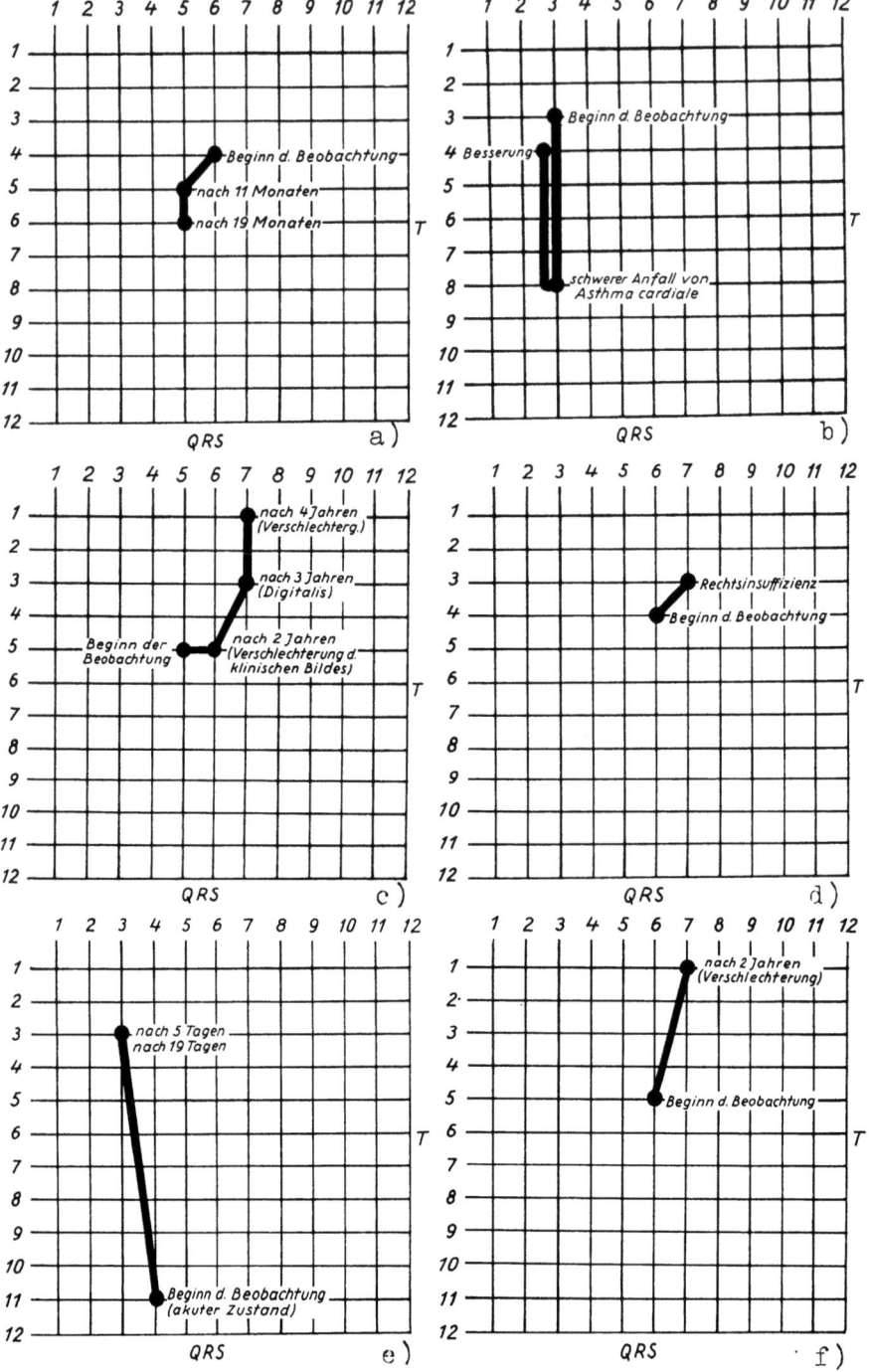

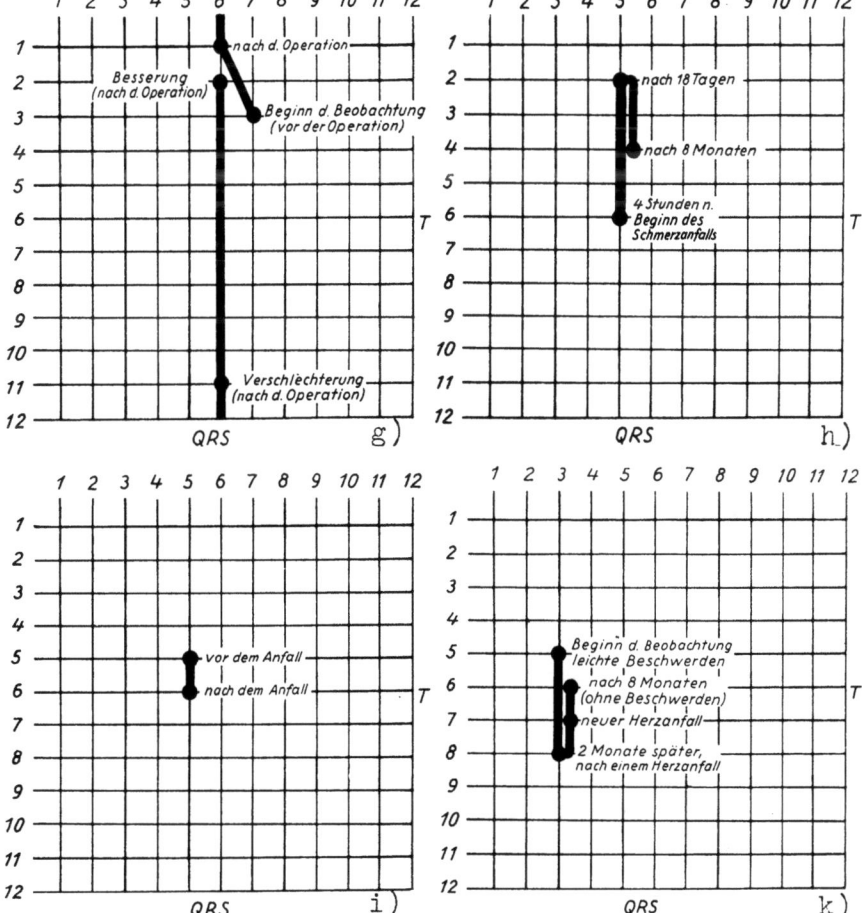

Abb. 43 Vektorenkennlinien

a) Vektorenkennlinie bei Hypertonie (Prot. Nr. 13/20). Anfangs gegensinnige Bewegungstendenz des QRS- und des T-Vektors. Später nur noch Drehung des T-Vektors allein
b) Vektorenkennlinie bei Aortenisthmusstenose (Prot. Nr. 9/13)
c) Vektorenkennlinie bei Mitralstenose (Prot. Nr. 7/65)
d) Vektorenkennlinie bei pulmonaler Hypertonie (Prot. Nr. 13/21)
e) Vektorenkennlinie bei akutem Cor pulmonale (Prot. Nr. 9/26)
f) Vektorenkennlinie bei chronischem Cor pulmonale (Prot. Nr. 9/28)
g) Vektorenkennlinie bei Mitralstenose (vor und nach der Operation) (Prot. Nr. 12/2)
h) Vektorenkennlinie bei Hinterwandinfarkt (Prot. Nr. 7/125)
i) Vektorenkennlinie bei subendokardialem Vorderwandinfarkt (Prot. Nr. 13/24)
k) Vektorenkennlinie bei Vorderwandinfarkt (Prot. Nr. 9/43)

74 Vektorielle Systematik in der Elektrokardiografie

Grundlage gedacht. Sie sollen als Impuls für weitere Beobachtungen dienen, da die berechtigte Hoffnung besteht, daß sich durch die aufgezeigte Dokumentation vektorieller Befunde Unterscheidungskriterien ergeben, welche die diagnostischen Möglichkeiten erweitern. Die mitgeteilten Beispiele stellen jeweils den Prototyp eines bestimmten Krankheitsgeschehens dar. Die Ergebnisse werden anschließend zur Diskussion gestellt (114).

3.6.1 Ergebnisse

Die ausgewählten Fälle (Einzel- und Verlaufsbeobachtungen) sind in Tabelle 15 aufgeführt. Die Protokollnummer unterrichtet jeweils über die Herkunft der analysierten Kurven, dabei zeigt die erste Zahl den Autor an, die zweite die betreffende Abbildungsnummer der Veröffentlichung bzw. die Nummer der Sammlung (s. »Quellenverzeichnis der analysierten Kurven«, Kap. 3.6.4). Der Standort der Fälle ist im Schaubild (Vektorenplan) der Abb. 44 wiedergegeben, die Ver-

	QRS=T		T links von QRS			QRS/T=180°	T rechts von QRS			
	QRS/1	QRS/2	QRS/3	QRS/4	QRS/5	QRS/6	QRS/7	QRS/8	QRS/9	
T/1			"koronares" T	veget. Krise	tox. Myokardsch.	Li.-Sch. Bl. (re)	chr. Cor. pulm. Re-Extrasyst. Mitralstenose Trilogie	Doppelüberl. Pulmonalst.		T rechts von QRS
T/2					Hinterwandinf. anterosept. Inf. Belastungs-EKG		Tetralogie			
T/3				Isthm. St. (Erw.)		Vorh. Sept. Def. Steh-EKG	pulm. Hypert.			QRS/T =180°
T/4			Horizontallage	Mitralinsuff.		Isthm. St. (Erw.) Doppelüberlast.	Eisenmenger WPW	Tetralogie		
T/5			Trikuspid. Atr.	Semihor. L. Vorh. S. Def.	Zwischenlage Duct. botalli	Ventr. S. Def. Semiv. Lage	Vertikallage	is. Pulmonalst. Pentalogie	Transposit.	
T/6				WPW	Dextroversio	Duct. botalli			Transposit.	T links von QRS
T/7	Can. atr. comm.	Links-Extrasystole Linksschenkelblock	Vorderwand Infarkt		anterolat. Inf.		subendok. Inf.	Situs invers.		
T/8			Isthmusstenose	WPW	tox. Myokardsch. Myxödem					
T/9			Aortenstenose		"koronares" T					QRS = T
T/10										
T/11				Panzerherz	n. Tachykard. Myxödem	Isthm. St. (inf.) Ventr. S. Defekt				T rechts von QRS
T/12				ak. Cor. pulm.	Ang. pectoris	Perikarditis "Atemversuch"	Lutemb. Syndr.			

Abb. 44 Tabelle mit Eintragung der Untersuchungsergebnisse in der Anordnung des Vektorenplanes
Die Eintragung in ein bestimmtes Feld kennzeichnet jeweils eine bestimmte Richtung des QRS- und des T-Vektors

Die vektorielle Analyse des Elektrokardiogramms 75

läufe (Vektorenkennlinien) sind in den Abb. 43 a–k vermerkt. Bei den Sektorenzahlen kennzeichnet die erste Zahl die Richtung des QRS-Vektors, die zweite diejenige des T-Vektors. Bei den Verlaufsfällen zeigt der große Buchstabe die jeweilige Entwicklung (Tabelle 14) an.

Tabelle 14

A	Weder Größen- noch Richtungsänderungen	
B	nur Größenänderungen	
C	QRS im Uhrzeigersinn	(Typ: Rechtstyp)
D	QRS gegen den Uhrzeigersinn	(Typ: Linkstyp)
E	T im Uhrzeigersinn	(Typ: Vorderwandinfarkt)
F	T gegen den Urzeigersinn	(Typ: Hinterwandinfarkt)
G	QRS im Uhrzeigersinn T gegen den Uhrzeigersinn	(Typ: Rechtshypertrophie)
H	QRS gegen den Uhrzeigersinn T im Uhrzeigersinn	(Typ: Linkshypertrophie)
I	synchrone Drehung von QRS und T	(Typ: Rechtsdrehung bzw. Linksdrehung)

Bezüglich des Typs der jeweiligen Entwicklung sei auf Abb. 28 und 29 verwiesen. Die Entwicklungen C bis I enthalten Richtungsänderungen der Vektoren.

Tabelle 15

Lagetypen Vertikallage (Prot. Nr. 13/1) s. Abb. 44, Sektor 6/5 Semivertikallage (Prot. Nr. 13/2) s. Abb. 44, Sektor 5/5 Zwischenlage (Prot. Nr. 13/3) s. Abb. 44, Sektor 4/5 Semihorizontallage (Prot. Nr. 13/4) s. Abb. 44, Sektor 3/5 Horizontallage (Prot. Nr. 13/5) s. Abb. 44, Sektor 2/4 Situs inversus	(Prot. Nr. 13/6) s. Abb. 44, Sektor 8/7 Lagetypverlauf beim Kind (Prot. Nr. 13/7) D Typenänderung durch Inspiration (Prot. Nr. 13/8) I Dextroversio cordis (Prot. Nr. 13/9) s. Abb. 44, Sektor 5/6 »Typenänderung« im Modellversuch (Prot. Nr. 14/1) I »Typenänderung« d. Änd. d. Ableitstellen (Prot. Nr. 14/2) I

76 Vektorielle Systematik in der Elektrokardiografie

Extrakardiale Einflüsse
Steh-EKG
(Prot. Nr. 13/10)   B
Steh-EKG
(Prot. Nr. 13/11) s. Abb. 44, Sektor 6/3   F
Belastungs-EKG
(Prot. Nr. 13/12)   B
Belastungs-EKG
(Prot. Nr. 13/13) s. Abb. 44, Sektor 5/2   F
vegetative Krise
(Prot. Nr. 9/2) s. Abb. 44, Sektor 4/1   F
Vagus-Sympathikus
(Prot. Nr. 13/14)   B
Digitalis
(Prot. Nr. 13/15)   B

Anomalie der Erregungsrückbildung
»Koronare« T-Zacken
(Prot. Nr. 6/1 b) s. Abb. 44, Sektor 5/9   E
»Koronare« T-Zacken
(Prot. Nr. 6/4) s. Abb. 44, Sektor 3/1   F
»Koronare« T-Zacken (Atemversuch)
(Prot. Nr. 4/1) s. Abb. 44, Sektor 6/12   E

WPW und Extrasystolen
WPW-Syndrom
(Prot. Nr. 15/431) s. Abb. 44, Sektor 4/6
WPW-Syndrom
(Prot. Nr. 1/H 2) s. Abb. 44, Sektor 7/4
WPW-Syndrom im Wechsel
(Prot. Nr. 1/H 1) s. Abb. 44, Sektor 4/8
linksseitige Extrasystole
(Prot. Nr. 7/147 b) s. Abb. 44, Sektor 2/7
rechtsseitige Extrasystole
(Prot. Nr. 7/147 a) s. Abb. 44, Sektor 7/1

Schenkelblock
Linksschenkelblock
(Prot. Nr. 7/70 a) s. Abb. 44, Sektor 2/7
Linksschenkelblock
(Prot. Nr. 7/70 e) s. Abb. 44, Sektor 6/1
inkonst. Rechtsschenkelblock
(Prot. Nr. 13/15)   A
unvollst. Rechtsschenkelblock
(Prot. Nr. 13/15)

Verzweigungsblock
(Prot. Nr. 13/16 a)

Folgen von Störung der Reizbildung
Flimmern und Flattern
(Prot. Nr. 13/17)   B
Vorhoftachykardie (Virusmyokarditis)
(Prot. Nr. 9/48) s. Abb. 44, Sektor 5/11   F

Niederspannung – Hochspannung
Kutane Niederspannung
(Prot. Nr. 5/6 f)   B
Hochspannung bei Astheniker
(Prot. Nr. 13/18)   B

Innersekretorische Störungen
Hyperthyreose
(Prot. Nr. 9/59)   B
Myxödem und Tetanie
(Prot. Nr. 9/57) s. Abb. 44, Sektor 5/8   E
Myxödem
(Prot. Nr. 9/60) s. Abb. 44, Sektor 5/11   F

Elektrolytstörungen
Hypokaliämie
(Prot. Nr. 9/54)   E
Hypokaliämie – Hypokalzämie
(Prot. Nr. 9/56)   A
Hyperkalzämie
(Prot. Nr. 9/55)   B

Myokarditis
inf. tox. Myokardschaden (Scharlach)
(Prot. Nr. 13/19) s. Abb. 44, Sektor 5/1   F
Diphtherie – Myokarditis
(Prot. Nr. 2/173 a)   B

Perikarditis
Perikarditis (Polyserositis)
(Prot. Nr. 9/7)   B
Verlauf einer Perikarditis
(Prot. Nr. 8/38) s. Abb. 44, Sektor 6/12
Panzerherz
(Prot. Nr. 9/11) s. Abb. 44, Sektor 4/11   F(?)

Linksüberlastung
Hypertonie

(Prot. Nr. 13/20) s. Abb. 43 a	H
Mitralinsuffizienz	
(Prot. Nr. 9/18)	A
Aortenisthmusstenose	
(Prot. Nr. 9/13) s. Abb. 43 b	E

Rechtsüberlastung

Mitralstenose	
(Prot. Nr. 7/65) s. Abb. 43 c	G
pulmonale Hypertonie	
(Prot. Nr. 13/21) s. Abb. 43 d	G
akutes Cor pulmonale	
(Prot. Nr. 9/26) s. Abb. 43 e	G
chron. Cor pulmonale	
(Prot. Nr. 9/28) s. Abb. 43 f	G

Operierte Mitralfehler

Mitralstenose und Aorteninsuffizienz	
(Prot. Nr. 12/1)	A
Mitralstenose IV. Grades	
(Prot. Nr. 12/2) s. Abb. 43 g	F(?)

Doppelüberlastung

kombinierter Mitralfehler	
(Prot. Nr. 9/24) s. Abb. 44, Sektor 8/1	
Aorteninsuffizienz und Mitralinsuffizienz	
(Prot. Nr. 9/17) s. Abb. 44, Sektor 6/4	

Infarkte

Hinterwandinfarkt	
(Prot. Nr. 13/22)	B
Hinterwandinfarkt	
(Prot. Nr. 7/125) s. Abb. 43 h	F
subendokardialer Vorderwandinfarkt	
(Prot. Nr. 13/24) s. Abb. 43 i	E
Vorderwandinfarkt	
(Prot. Nr. 9/43) s. Abb. 43 k, Sektor 3/7	E
anterolateraler Infarkt	
(Prot. Nr. 7/128) s. Abb. 44, Sektor 4/7	E
anteroseptaler Infarkt	
(Prot. Nr. 10/38) s. Abb. 44, Sektor 5/2	F
schwerer Anfall von Angina pectoris	
(Prot. Nr. 9/38) s. Abb. 44, Sektor 5/12	F

Angeborene Herzfehler

Ductus botalli persistens

(Prot. Nr. 2/65) s. Abb. 44, Sektor 6/6	
Ductus botalli persistens	
(Prot. Nr. 2/63) s. Abb. 44, Sektor 4/5	
Trikuspidalatresie	
(Prot. Nr. 2/120) s. Abb. 44, Sektor 2/5	
subvalvuläre Aortenstenose	
(Prot. Nr. 2/51) s. Abb. 44, Sektor 2/9	
Aortenisthmusstenose (Erw. Typ)	
(Prot. Nr. 2/57) s. Abb. 44, Sektor 6/4	
Aortenisthmusstenose (Erw. Typ)	
(Prot. Nr. 2/59) s. Abb. 44, Sektor 4/3	
isolierte Pulmonalstenose (leicht)	
(Prot. Nr. 2/101) s. Abb. 44, Sektor 7/5	
isolierte Pulmonalstenose (schwer)	
(Prot. Nr. 11/39) s. Abb. 44, Sektor 8/1	
Vorhofseptumdefekt (Typ primum)	
(Prot. Nr. 2/81) s. Abb. 44, Sektor 3/5	
großer Vorhofseptumdefekt (Typ sec.)	
(Prot. Nr. 2/77) s. Abb. 44	
Lutembacher Syndrom	
(Prot. Nr. 2/87) s. Abb. 44, Sektor 7/12	
Fallotsche Trilogie	
(Prot. Nr. 2/103) s. Abb. 44, Sektor 7/1	
Fallotsche Tetralogie	
(Prot. Nr. 2/108) s. Abb. 44, Sektor 7/2	G
Fallotsche Tetralogie (Operation)	
(Prot. Nr. 2/110) s. Abb. 44, Sektor 8/4	B
Fallotsche Tetralogie (Operation)	
(Prot. Nr. 2/109)	E
Fallotsche Pentalogie (Operation)	
(Prot. Nr. 2/113) s. Abb. 44, Sektor 7/5	B
Eisenmenger-Komplex	
(Prot. Nr. 2/116) s. Abb. 44, Sektor 7/4	
Ventrikelseptumdefekt	
(Prot. Nr. 2/95) s. Abb. 44, Sektor 5/5	
hoher Ventrikelseptumdefekt	
(Prot. Nr. 11/68) s. Abb. 44, Sektor 6/11	E
Transposition der großen Gefäße	
(Prot. Nr. 11/79) s. Abb. 44, Sektor 8/5	
Transposition der großen Gefäße	
(Prot. Nr. 2/127) s. Abb. 44, Sektor 9/6	
Canalis atrioventricularis comm.	
(Prot. Nr. 2/84) s. Abb. 44, Sektor 1/7	B
einziger Ventrikel	
(Prot. Nr. 11/80)	

78 Vektorielle Systematik in der Elektrokardiografie

3.6.2 Diskussion (Verlaufsfälle)

Lagetypen

Lagetypänderungen können sowohl hämodynamisch als auch anatomisch bedingt sein. Im ersteren Falle kommt es zu einer Richtungsänderung des QRS-Vektors allein (»normaler« Typenwandel), im letzteren Falle dagegen zu einer gleichmäßigen Drehung des QRS- und des T-Vektors. Es erscheint deshalb angebracht, bei Typenänderungen des EKG jeweils auch die Richtung des T-Vektors zu beachten.

Typenänderung des EKG:
1. Hämodynamische Typenänderung (häufig) s. Abb. 30 und 47
   Drehung des QRS-Vektors allein
2. Anatomische Typenänderung (selten)
   Gleichsinnige Drehung des QRS- und des T-Vektors

Steh-EKG

Vektoriell lassen sich beim sog. Orthostase-EKG zwei Bilder unterscheiden:
1. Spannungsverminderung des T-Vektors allein
2. Drehung des T-Vektors gegen den Uhrzeigersinn

Belastungs-EKG

Vektoriell lassen sich beim Belastungs-EKG (ebenso wie beim Steh-EKG) zwei Bilder unterscheiden:
1. Spannungsverminderung des T-Vektors allein
2. Drehung des T-Vektors gegen den Uhrzeigersinn

Digitalis

Digitalis gibt typische Formbilder im EKG, aber primär keine Beeinflussung der Richtung des QRS- und des T-Vektors. Es ist jedoch zu berücksichtigen, daß die durch Digitalis ausgelösten hämodynamischen Veränderungen dann sekundär zu Drehungen der Vektoren führen.

Anomalie der Erregungsrückbildung

Bei den von HILMER und WIRTH beschriebenen »koronaren« T-Zacken als Ausdruck einer Anomalie der Herzerregung (132, 133) finden sich Bilder, bei denen sich der T-Vektor entweder rechts oder auch links vom QRS-Vektor befinden kann.

WPW-Syndrom

Es ist zwischen zwei Bildern zu unterscheiden:
1. rechtstypischer QRS-Vektor – linkstypischer T-Vektor
2. linkstypischer QRS-Vektor – rechtstypischer T-Vektor

Bei einem Wechsel zwischen normaler Erregung und WPW-Syndrom kommt es sowohl zu Richtungsänderungen von QRS als auch von T.

Extrasystolen
Es ist zwischen zwei Bildern zu unterscheiden:
1. rechtstypischer QRS-Vektor – linkstypischer T-Vektor
(sog. Rechtsextrasystole)
2. linkstypischer QRS-Vektor – rechtstypischer T-Vektor
(sog. Linksextrasystole)
Die Verhältnisse beim WPW-Syndrom und bei den Extrasystolen sind ähnlich. Bei den Extrasystolen ist aber der Differenzwinkel zwischen QRS und T erheblich größer.

Schenkelblock
Der Rechtsschenkelblock unterscheidet sich grundsätzlich vom Linksschenkelblock: Beim Rechtsschenkelblock besteht im allgemeinen eine isolierte Störung der Erregungsausbreitung, die aber bei der vektoriellen Analyse nicht exakt erfaßbar ist. Beim Linksschenkelblock besteht sowohl eine Störung der Erregungsausbreitung als auch eine Störung der Erregungsrückbildung.
Auf Grund der Ergebnisse der vektoriellen Analyse läßt sich folgende Einteilung vornehmen:
1. Einfacher Linksschenkelblock: Der typische Linksschenkelblock ist links- (oder normal-)typisch und zeigt eine Diskordanz zwischen QRS und T.
2. Komplizierter Linksschenkelblock: Beim auffälligen Typ von QRS (Rechtstyp mit Anzeichen eines Linksschenkelblocks) handelt es sich um eine Kombination von Störungen, deren Ursache nicht selten ein Infarkt ist.
3. Einfacher Rechtsschenkelblock: Typische Rechtsschenkelblockbilder kommen bei allen Lagetypen vor.
4. Komplizierter Rechtsschenkelblock: Besteht bei einem Rechtsschenkelblock zusätzlich eine Diskordanz zwischen QRS und T (auffällige Lage des T-Vektors), so handelt es sich um eine Kombination von Störungen (z. B. schweres Emphysem, Infarkt und dergl.).

Niederspannung und Hochspannung
Eine Übersicht über das Niederspannungs-EKG wurde von HILMER und WIRTH gegeben (43). Periphere Faktoren (mediastinal, pulmonal, pleural, kutan) führen primär zu Amplitudenänderungen im EKG, Richtungsänderungen werden dabei nicht beobachtet. Dagegen werden zentrale Faktoren (endokardial, myokardial, perikardial) neben Größen- auch Richtungsänderungen der Vektoren erkennen lassen (s. Kap. 2.1).

Innersekretorische Störungen

Hyperthyreose: Keine wesentliche Beeinflussung der Richtung von QRS und T.
Myxödem: Diskordanz zwischen QRS und T infolge Drehung des T-Vektors. Bei Besserung des klinischen Befundes rückläufige Drehung des T-Vektors. Es ist zwischen zwei Gruppen zu unterscheiden:
1. Drehung des T-Vektors zur Normallage im Uhrzeigersinn
2. Drehung des T-Vektors zur Normallage gegen den Uhrzeigersinn
Der QRS-Vektor erfährt in Bezug auf die Richtung keine Änderung, dagegen Größenzunahme der Vektoren (Amplitude) bei Besserung.

Elektrolytstörungen

Es ergeben sich keine nennenswerten Vektordrehungen von QRS und T. Auch Amplitudenänderungen sind nicht typisch. Die Diagnose kann nur aus dem jeweiligen Formbild gestellt werden.

Myokarditis

Bei infektiös-toxischen Schädigungen des Myokards bleibt die Richtung des QRS-Vektors stets konstant. Bezüglich der Änderung der T-Zacke lassen sich drei Gruppen unterscheiden:
1. rechtstypische Lage (Diskordanz) des T-Vektors
2. linkstypische Lage (Diskordanz) des T-Vektors
3. Spannungsminderung des T-Vektors bis 0
Nach Abklingen des Krankheitsbildes Normalisierung des T-Vektors bezüglich Größe und Richtung.

Perikarditis

Bei Perikarditis sind sowohl Vektordrehungen als auch Amplitudenänderungen des T-Vektors zu beobachten. Der QRS-Vektor erfährt keine Änderung. Nach Besserung des klinischen Befundes rückläufige Entwicklung bis zur Ausbildung eines normalen vektoriellen Bildes.

Linksüberlastung

Drehung des QRS-Vektors gegen den Uhrzeigersinn (QRS-Vektor wird linkstypischer).
Bei Volumüberlastung keine oder geringe Drehung des T-Vektors. Bei Widerstandsüberlastung extreme Drehung des T-Vektors im Uhrzeigersinn (bis zur Diskordanz). Spannungsminderung des T-Vektors nicht selten zu beobachten.

Rechtsüberlastung

Drehung des QRS-Vektors im Uhrzeigersinn (QRS-Vektor wird rechtstypischer). Gleichzeitige Drehung des T-Vektors gegen den Uhrzeigersinn (T-Vektor wird linkstypischer).

Operierte Mitralfehler
Direkt im Anschluß an die Operation kommt es zu extremen Abweichungen des T-Vektors. Änderungen des QRS-Vektors sind unbedeutend. Nach einer gewissen Zeit Rückbildung der Veränderungen bis zur (oder fast bis zur) Ausgangslage. In einem mehrjährigen Beobachtungszeitraum keine wesentliche Änderung des vektoriellen Bildes (Richtung des QRS- und des T-Vektors) vor und nach der Operation!

Doppelüberlastung
Bei Doppelüberlastung bietet die vektorielle Analyse des EKG in der frontalen Ebene keine Unterscheidungskriterien.

Infarkte
Subendokardialer Infarkt:
Geringe Abweichung des T-Vektors
Transmuraler Infarkt:
Deutliche Abweichung des T-Vektors
Vorderwandinfarkt:
Akut keine Drehung des T-Vektors, dann deutliche Drehung des T-Vektors im Uhrzeigersinn, schließlich Rückbildung der Veränderungen.
Hinterwandinfarkt:
Akut, häufig Spannungsminderung des T-Vektors, dann Spannungsvergrößerung und Drehung des T-Vektors gegen den Uhrzeigersinn, schließlich wieder Spannungsverminderung des T-Vektors.
Die Richtungen der QRS-Vektoren erfahren bei der Mehrzahl der Fälle keine Änderungen. Die Ausbildung von Q-Zacken ändert die sog. Hauptachse des QRS-Vektors nicht, die sog. mittlere Achse von QRS nur unbedeutend (s. Kap. 3.1.3 und Abb. 37). Läßt sich die Richtung des QRS-Vektors nicht genau bestimmen (z.B. Verzweigungsblock), kommt als Ursache nicht selten ein Infarkt in Frage. Extreme Lagetypen sind ebenfalls infarktverdächtig. Mit der vektoriellen Analyse des EKG in der frontalen Ebene ist eine Differenzierung der Infarkte nur bedingt möglich. Die Koronarinsuffizienz (Veränderungen der ST-Strecke) ist bei der vektoriellen Analyse von QRS und T nicht erfaßbar.

Aortenisthmusstenose
Erwachsenentyp:
Rechts- (Normal-) und Linkslage des QRS-Vektors sind zu beobachten. Differenzwinkel zwischen QRS und T etwa im Bereiche der Norm (keine ausgeprägten Beschwerden).

82　*Vektorielle Systematik in der Elektrokardiografie*

Infantiler-Typ:
Extreme Drehung des T-Vektors. Großer Differenzwinkel zwischen QRS und T (deutliche Beschwerden).

Pulmonalstenose
Je schwerer die Stenose, desto größer der Differenzwinkel zwischen QRS- und T-Vektor.

3.6.3 Zusammenfassung und Folgerungen

3.6.3.1 *Übersicht*

Der Standort der Fälle im Vektorenplan ist aus Abb. 44 zu ersehen. Über die Bedeutung dieses Standortes gibt Abb. 45 Hinweise.

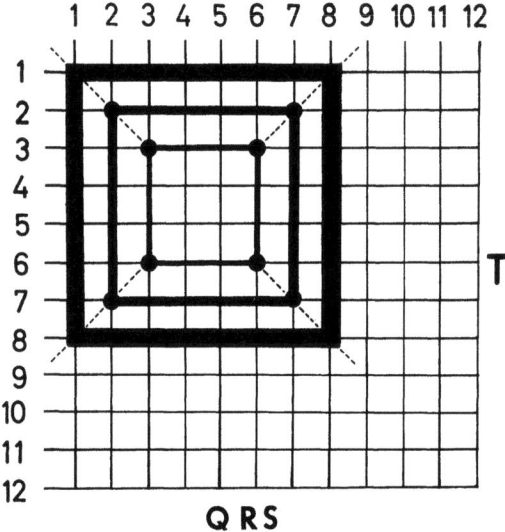

Abb. 45　Bedeutung des Standortes im Vektorenplan

Inneres Quadrat:　Vektorenstandort der »physiologischen« Fälle
Mittleres Quadrat:　Vektorenstandort der »pathologischen« Fälle
Äußeres Quadrat:　Vektorenstandort der prognostisch ungünstig zu bewertenden Fälle

Die Abbildung stellt die Zusammenhänge als Schema stark vereinfacht dar (Faustregel)

Die Ergebnisse der angeführten Verlaufsfälle (ohne angeborene Fehler) lassen sich in folgender Weise ordnen (s. Tab. 16):

Tabelle 16
(Reihenfolge wie in Tabelle 14)

A *Weder Größen- noch Richtungs-*
  änderungen
  Perikarditis
  Hypokaliämie und Hypokalzämie
  Hyperkaliämie
  Mitralinsuffizienz
  Flimmern und Flattern
  unvollständiger Rechtschenkelblock
  inkonstanter Rechtsschenkelblock
  Vagus-Sympathikus
  Hyperthyreose

B *Größenänderungen der Vektoren*
  Hochspannung
  Niederspannung
  Hinterwandinfarkt
  Diphtheriemyokarditis
  Digitalis
  Belastungs-EKG
  Steh-EKG

C *QRS im Uhrzeigersinn*
  (Typ: Rechtstyp, s. Abb. 28 u. 29)
  Rechtstyp
  WPW

D *QRS gegen den Uhrzeigersinn*
  (Typ: Linkstyp, s. Abb. 28 u. 29)
  Linkstyp
  Lagetypverlauf beim Kind
  WPW

E *T im Uhrzeigersinn*
  (Typ: Vorderwandinfarkt,
    s. Abb. 28 u. 29)
  Vorderwandinfarkt
  subendokardialer Infarkt
  anterolateraler Infarkt
  Myxödem
  Strychninvergiftung
  Isthmusstenose
  Dextroversio cordis
  »koronare« T-Zacken
  WPW

F *T gegen den Uhrzeigersinn*
  (Typ: Hinterwandinfarkt,
    s. Abb. 28 u. 29)
  Hinterwandinfarkt
  anteroseptaler Infarkt
  Angina pectoris (schwerer Anfall)
  Steh-EKG
  Belastungs-EKG
  vegetative Krise
  Myxödem
  Scharlachmyokarditis
  Perikarditis
  Panzerherz

G *Gegensinnige Bewegung von QRS u. T:*
  QRS im, T gegen den Uhrzeigersinn
  (Typ: Rechtshypertrophie,
    s. Abb. 28 u. 29)
  Mitralstenose
  Pulmonalsklerose
  chronisches Cor pulmonale
  Rechtsextrasystole
  Linksschenkelblock (rechts)

H *Gegensinnige Bewegung von QRS u. T:*
  QRS gegen, T im Uhrzeigersinn
  (Typ: Linkshypertrophie,
    s. Abb. 28 u. 29)
  Hypertonie
  Aortenstenose
  Linksextrasystole
  Linksschenkelblock (links)

I Synchrone Drehung von QRS und T
  im bzw. gegen den Uhrzeigersinn
  (Typ: Rechtsdrehung bzw. Linksdrehung,
    s. Abb. 28 u. 29)
  Atmung
  anatomische Drehung in der frontalen
    Ebene
  Typenänderung im Modellversuch
  Typenänderung durch Änderung der
    Anlagestellen

84 Vektorielle Systematik in der Elektrokardiografie

Wie schon im Kapitel 3.4 betont, lassen sich alle Verlaufsfälle *(Richtungsentwicklungen von QRS und T in der frontalen Ebene)* auf 8 klinische Verläufe (Rechtstyp, Linkstyp, Rechtsdrehung, Linksdrehung, Rechtshypertrophie, Linkshypertrophie, Vorderwandinfarkt, Hinterwandinfarkt) beziehen. Bei der Verlaufsbeobachtung spielt aber nicht nur die Richtungsänderung der Vektoren eine Rolle, es ist bedeutungsvoll ob die Vektordrehungen reversibel oder irreversibel sind, kontinuierlich oder schlagartig ablaufen. Zwischen 4 Möglichkeiten ist zu unterscheiden:

    schlagartig   — reversibel
    schlagartig   — irreversibel
    kontinuierlich — reversibel
    kontinuierlich — irreversibel

Dabei hat der Zeitfaktor eine besondere Bedeutung. Abb. 46 stellt diese Beziehungen vereinfacht dar.

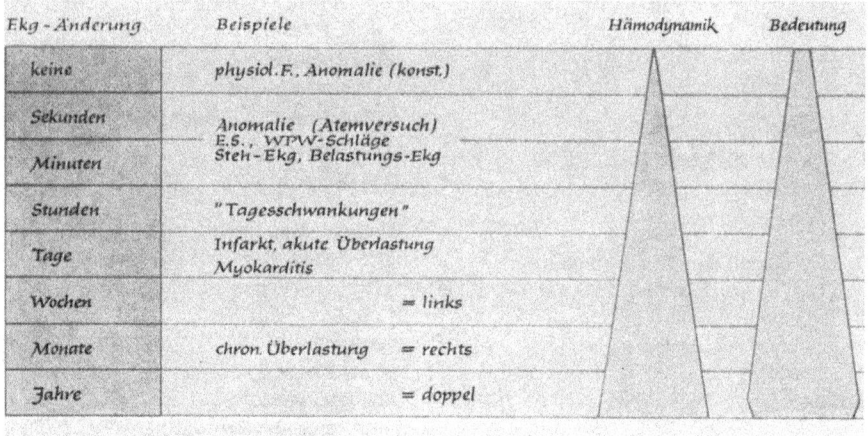

Abb. 46 Bedeutung des Zeitfaktors bei einer EKG-Veränderung
Links: Zeiteinheit der EKG-Änderung
Mitte: Beispiele
Rechts: Einfluß durch Hämodynamik und klinische Bedeutung

3.6.3.2 *Hämodynamik und Vektor*

Wie SCHMIDT (79) gezeigt hat, besteht eine enge Korrelation zwischen dem EKG und der Hämodynamik des Herzens. Durch vergleichende Untersuchungen zwischen Herzkatheter und EKG machte GUTHEIL (35) konkrete Aussagen über die Bestimmung des Druckes in den Herzkammern mit Hilfe des EKG bei angeborenen Herzfehlern des Kindes. Die vektorielle Analyse des EKG gestattet die Zusammenhänge zwischen EKG und Hämodynamik meßbar zu objektivieren. Es muß aber darauf hingewiesen werden, daß die EKG, die hämodynamisch beeinflußt sind – bezüglich der Richtung des QRS- und des T-Vektors – genau so aussehen können wie andere Kurven, deren Änderungen nicht durch die Hämodynamik geprägt wurden. Diese Erkenntnis bezieht sich dementsprechend auch auf die vektorielle Analyse des EKG. In diesem Zusammenhang sei auch auf Abb. 44 verwiesen (z. B. erscheint in dem Feld QRS 7/ T 1 u. a. Re-Extrasystole und Mitralstenose).

Zwischen Klinik und Praxis besteht nicht immer eine übereinstimmende Meinung bezüglich der Aussagekraft des EKG bei hämodynamischen Änderungen (z. B. Widerstandshypertrophie und Volumüberlastung). Dies ist dadurch bedingt, daß in der Klinik – in der Regel – nur die schwereren Fälle mit ausgeprägten EKG – Veränderungen erscheinen. Die Praxis dagegen befaßt sich in der Mehrzahl mit Übergangsbildern: Eine beginnende Widerstandshypertrophie z. B. bei Aortenstenose kann durchaus dem Formbild einer Volumüberlastung entsprechen.

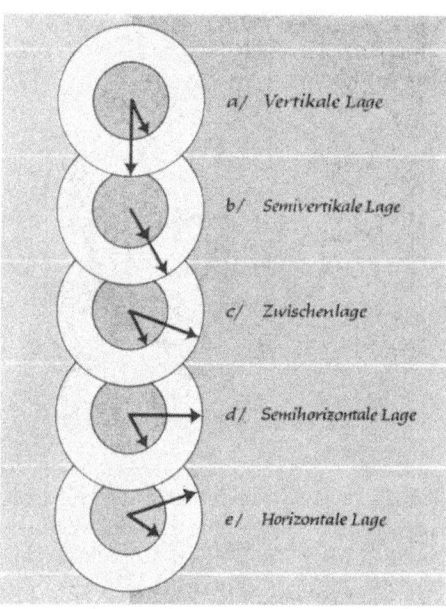

Abb. 47 Richtung des QRS- und des T-Vektors bei den verschiedenen Lagetypen

Kleiner Pfeil: T-Vektor
Großer Pfeil: QRS-Vektor

86 Vektorielle Systematik in der Elektrokardiografie

Bezüglich der Hämodynamik seien an erster Stelle die verschiedenen Lagetypen des EKG genannt. Es sind dabei gegenüber den Darstellungen in manchen Lehrbüchern einige Korrekturen vorzunehmen (s. Kap. 3.4.4). Abb. 47 unterrichtet über die Richtung des QRS- und des T-Vektors bei den verschiedenen Lagetypen. Der Standort der Fälle, die hämodynamisch beeinflußt sind ist neben anderen aus Abb. 44 zu entnehmen. Verlaufsfälle (Vektorenkennlinien) sind in den Abbildungen 43a–f wiedergegeben.

3.6.3.3 Differenzwinkel zwischen QRS und T

Ein Differenzwinkel zwischen QRS und T von über 60° wird in der Literatur allgemein als pathologisch angesehen (89). Der Differenzwinkel kann aber ohne Vorbehalt nicht als alleiniges Kriterium über das Ausmaß z. B. einer Links- oder Rechtsüberlastung gelten. Es kommt hier primär auf die Ausgangslage an:
Der Weg von einem Rechtstyp zu einer Linksüberlastung mit einem Differenzwinkel von 60° ist zweifellos größer (»länger«) als bei einer primär linkstypischen Ausgangslage. Aus theoretischen Gründen ist deshalb anzunehmen, daß z. B. eine zunehmende Rechtsüberlastung bei einer linkstypischen Ausgangslage (Abb. 48 links) längere Zeit ein »normales« EKG zeigt, als bei einer rechtstypi-

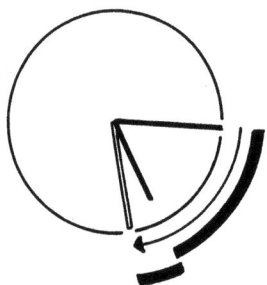
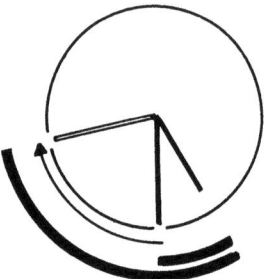

Abb. 48   Differenzwinkel zwischen QRS und T

Links: Zunehmende Rechtsüberlastung bei einer linkstypischen Ausgangslage
Rechts: Zunehmende Rechtsüberlastung bei einer rechtstypischen Ausgangslage
langer Strich: Richtung des QRS-Vektors (Ausgangslage)
kurzer Strich: Richtung des T-Vektors (Ausgangs- bzw. Endlage)
doppelter Strich: Richtung des QRS-Vektors (Endlage)
Pfeil: Wegstrecke der Richtungsänderung des QRS-Vektors

Bei beiden Beispielen (a und b) ist die Wegstrecke der Richtungsänderung von QRS gleich groß. Der Differenzwinkel bei a ist jedoch klein (kleiner Bogen), bei b groß (großer Bogen)

schen Ausgangslage (Abb. 48 rechts). Die »vektorielle Reserve« ist bei Rechtsüberlastungen beim Linkstyp und bei Linksüberlastungen beim Rechtstyp größer (Abb. 48). Welche klinische Folgerungen daraus abgeleitet werden können, muß durch Reihenuntersuchungen geklärt werden.

Auch beginnende Entwicklungen können durch die vektorielle Analyse von QRS und T objektiviert werden, obwohl die Betrachtung des EKG noch keine

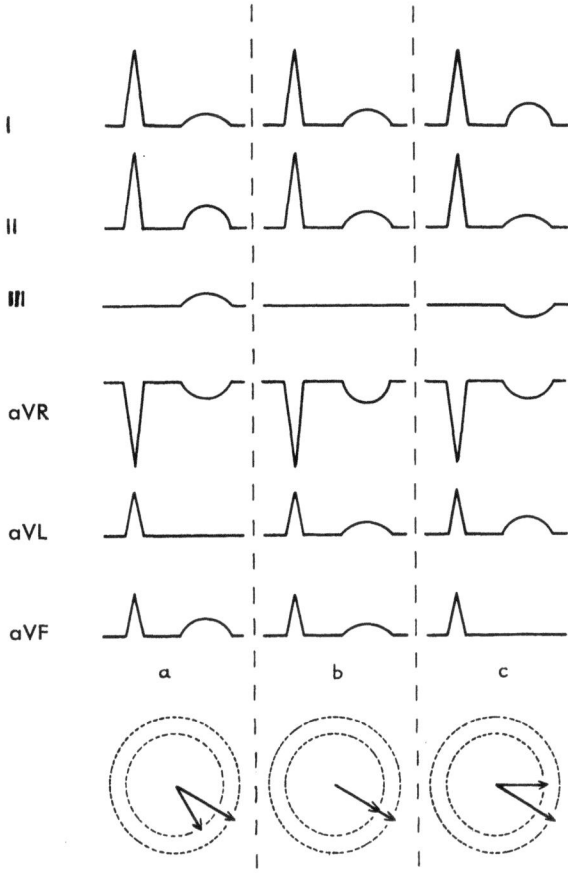

Abb. 49 Möglichkeiten der Erkennung kleiner Vektoränderungen (Beispiel)
a) Ausgangslage
b) Drehung des T-Vektors im Uhrzeigersinn
c) Drehung des T-Vektors gegen den Uhrzeigersinn

Die Veränderungen sind nur bei einer Analyse der Vektoren (Richtungsbestimmung) verwertbar

erkennbaren Hinweise ergibt. Der Differenzwinkel kann dabei noch innerhalb der Norm liegen und die geringen Vektordrehungen lassen sich *nur* mit der Richtungsanalyse darstellen. Aus der jeweiligen Bewegungstendenz der Vektoren von QRS und T kann bereits eine sich anbahnende Entwicklung abgeleitet werden. Abb. 49 unterrichtet über die Möglichkeiten der Erkennung kleiner Vektoränderungen. Diese Veränderungen sind nur bei einer Analyse der Vektoren (Richtungsbestimmung) verwertbar.

3.6.3.4 Beurteilungskriterien bei der vektoriellen Analyse
Bei der vektoriellen Analyse des EKG interessieren vornehmlich folgende Fragen:
1. Wie ist die Ausgangslage des QRS- und des T-Vektors?
2. Welche Bewegungstendenz (im Uhrzeigersinn, gegen den Uhrzeigersinn) zeigen die Vektoren?
3. Zeitpunkt des Beginns der Vektordrehung?
4. Zeitspanne, welche die Vektordrehungen benötigen?
5. Größe der Vektordrehungen?
6. Reversible oder irreversible Vektoränderungen?

Durch die vektorielle Analyse des EKG ergeben sich Unterscheidungskriterien, deren systematische, klinische Erforschung sich geradezu anbietet. Bei der Verlaufsbeobachtung wird sie durch die Ermittlung der Vektorenkennlinien einen wesentlichen Anwendungsbereich finden.

3.6.4 Quellenverzeichnis der analysierten Kurven

1. DUCHOSAL, P. W. u. H. GROSGURIN: Atlas d' electrocardiographie et vectorcardiographie. Basel 1959 – 2. HECK, W. u. J. STOERMER: Pädiatrischer EKG-Atlas. Stuttgart 1959 – 3. HEINECKER, R.: EKG-Fibel. Stuttgart 1958 – 4. HILMER, W.: Z. Kreislaufforsch. 50, 136 (1961) – 5. HILMER, W. u. R. WIRTH: Z. Kreislaufforsch. 47, 194 (1958) – 6. HILMER, W. u. R. WIRTH: Z. Kreislaufforsch. 47, 613 (1958) – 7. KORTH, C.: Klinische Elektrokardiographie. München 1957 – 8. LEMMERZ, A. H. u. L. HAAN: Praktisch-synopt. EKG-Interpretation. Werne an der Lippe 1959 – 9. v. LUTTEROTTI, M. u. C. KORTH: Atlas der klinischen Elektrokardiographie. München 1961 – 10. REINDELL, H. u. H. KLEPZIG: Die neuzeitlichen Brustwand- und Extremitätenableitungen. Stuttgart 1953 – 11. SCHMIDT, J.: Hämodynamik und Elektrokardiogramm. München 1961 – 12. SCHWARZBACH, W.: EKG-Sammlung: Operierte Mitralfehler Medizinische Poliklinik Erlangen – 13. WIRTH, R.: EKG-Sammlung. Physik. Med. Labor und Med. Poliklinik Erlangen – 14. WIRTH, R.: EKG-Sammlung: Elektrophysiologische Untersuchungen, Physik. Med. Labor. Erlangen – 15. ZUCKERMANN, R.: Atlas der Elektrokardiographie. Leipzig 1955

3.7 Zur Datenverarbeitung des EKG

3.7.1 Allgemeine Bemerkungen

Die Datenverarbeitung spielt für den Sektor Medizin eine immer größere Rolle. Dabei hat es auch nicht an Bemühungen gefehlt, das EKG mit einzubeziehen. Der Verband der Lebensversicherungsunternehmen hat 1961 im Rahmen eines Preisausschreibens den Anstoß zur Datenverarbeitung des EKG für einen breiteren Interessentenkreis gegeben. Allgemein sei gesagt, daß es mittels Datenverarbeitung möglich ist, ein großes Kollektiv zu erfassen und die erhaltenen Nachrichten zu verarbeiten. Die gespeicherten Einzelwerte sichern die Kennzeichnung eines Verlaufs. Eine Verlaufsbeobachtung ist aber in der Elektrokardiografie von entscheidender Wichtigkeit. Auch deshalb ist die Datenverarbeitung in der Lage, zusätzliche Kenntnisse zu vermitteln.

Erfassung der Daten:
Grundsätzlich bestehen zwei Möglichkeiten einer Datenerfassung
 1. Sichtanalyse (Ausmessung)
 2. Computeranalyse
Eine fortlaufende automatische Analyse ist dabei die optimale Lösung, erfordert natürlich auch den größten Aufwand.

Speicherung der Daten
Nur durch Speicherung wird die Reproduzierbarkeit der Werte und damit die Vergleichbarkeit der einzelnen Daten ermöglicht. Dieselben können auf verschiedene Weise gespeichert werden:
 1. Vordruck
 2. Mechanische Speicher (Lochkarte)
 3. Magnetische Speicher
Vom mechanischen und magnetischen Speicher können die Daten jederzeit automatisch abgerufen werden.
Als Prototypen werden folgende Beispiele genannt:

Sichtanalyse – Vordruck
In Kapitel 3.3.4 wurden Vorschläge zur Dokumentation und systematischen Auswertung vektorieller Befunde gegeben. KOLLMEYER und ROSENKRANZ brachten einen Vordruck für die Auswertung von EKG (54).

Sichtanalyse – mechanischer Speicher
GILLMANN und NOLLE (25) veröffentlichten eine Methode, die eine Klassifizierung und Registrierung sowie eine lochkartenmäßige Bearbeitung ermöglicht.

90 Vektorielle Systematik in der Elektrokardiografie

Computeranalyse – magnetische Speicher

PIPBERGER verarbeitet orthogonale Ableitungen unter Berücksichtigung der vektoriellen Größen. CACERES verwertet die Signale der 12 Standardableitungen. In der Mayo-Klinik finden neben den orthogonalen Ableitungen auch die Brustwandableitungen Verwendung. Dabei wird der Magnetspeicher zum Teil auch mit Daten aus der Sichtanalyse gefüttert.
Aber auch in der Bundesrepublik Deutschland laufen Entwicklungen zur Übertragung, Speicherung und Verarbeitung von EKG-Daten. Die elektromedizinische Industrie hat es sich zur Aufgabe gestellt, eine automatische Vorsortierung bzw. Klassifizierung von EKG zu ermöglichen; eine Signalverarbeitungsanlage für die automatische Auswertung von EKG in Digitalrechnern wurde vorgestellt (8, 15, 23, 39).

3.7.2 Programmierung vektorieller Daten

Die Unterscheidungskriterien, die sich durch die elektrokardiografische Ableitungstechnik und die vektorielle Interpretation des EKG ergeben, eignen sich in besonderem Maße sowohl für die Sicht- als auch für die Computeranalyse und zur Speicherung auf Vordrucken, mechanischen und magnetischen Speichern.
In Tabelle 17 werden als Übersicht die wichtigsten Faktoren herausgestellt, Abb. 50 faßt die Ergebnisse der Abb. 27, 28 und 29 als Schaubild zusammen.

Tabelle 17

1. *Richtung des QRS- und T-Vektors*
   Winkel α oder Sektorenschema. S. Kap. 3.3.1 und Abb. 44 und 50

2. *Größe des QRS- und T-Vektors*
   Amplitude (mV) S. Kap. 3.5.1.2

3. *Form der QRS und T-Vektorschleife*
   S. Abb. 37 und 38, Beispiele 1–12

4. *Umlaufsinn der QRS- und T-Vektorschleife*
   Im Uhrzeigersinn, gegen den Uhrzeigersinn. S. Tab. 11.

5. *Richtungsentwicklung des QRS- und T-Vektors*
   Vektorenkennlinien. S. Tab. 14 C–I, s. Abb. 50.

Zur Datenverarbeitung des EKG 91

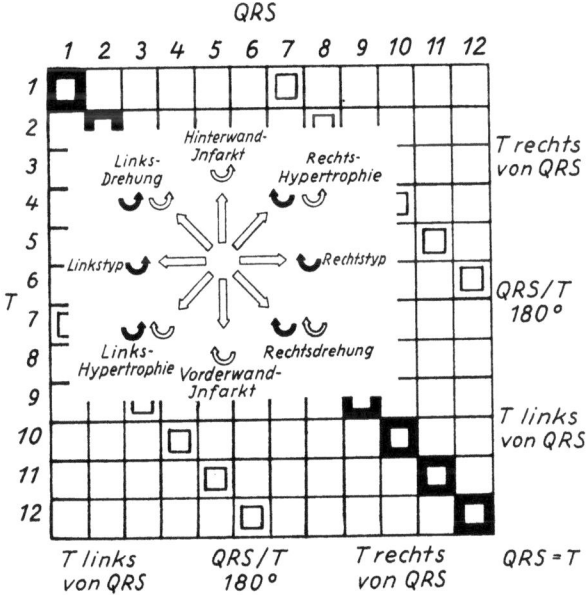

Abb. 50 Schaubild zur Erklärung des Vektorenplanes und der Vektorenkennlinie mit Eintragung der grundsätzlich möglichen Entwicklungen (Zusammenfassung der Abb. 27, 28 und 29)

Vektorenplan (Vektorendiagramm). In der waagrechten Reihe sind die Bezeichnungen für die QRS-Vektoren 1-12, in der senkrechten Reihe die der T-Vektoren 1-12 (nach dem Sektorenschema 1-12) aufgetragen.
Jedes einzelne Feld kennzeichnet eine bestimmte Richtung von QRS und T.
Dickumrandete Felder: QRS = T.
Doppelumrandete Felder: QRS/T = 180°.
Im Vektorenplan sind die grundsätzlich möglichen Entwicklungen eingetragen, bei denen zumindest einer der Vektoren seine Richtung ändert. Die Entwicklungen sind auf klinische Beispiele bezogen und die Drehbewegungen der Vektoren (im Uhrzeigersinn und gegen den Uhrzeigersinn) durch Pfeile (schwarze und weiße gebogene Pfeile) dargestellt (schwarze Pfeile: Richtungsänderung des QRS-Vektors, weiße Pfeile: Richtungsänderung des T-Vektors). Die geraden Pfeile stellen die jeweiligen Vektorenkennlinien dar. Sie beinhalten jeweils eine bestimmte Richtungsentwicklung von QRS und T (Vektorenlinien)

Bei der Bestimmung von Daten der P-Zacke ergeben sich bei der Sichtanalyse – infolge kleiner Amplituden – manchmal gewisse Schwierigkeiten.
Die Erfassung und Verarbeitung vektorieller Daten ist heute auch für den »Hausgebrauch« von praktischer Bedeutung. Auf Kapitel 3.6 sei verwiesen. Zum Eintrag dieser Informationen eignet sich folgendes Schema (Abb. 51):

92 Vektorielle Systematik in der Elektrokardiografie

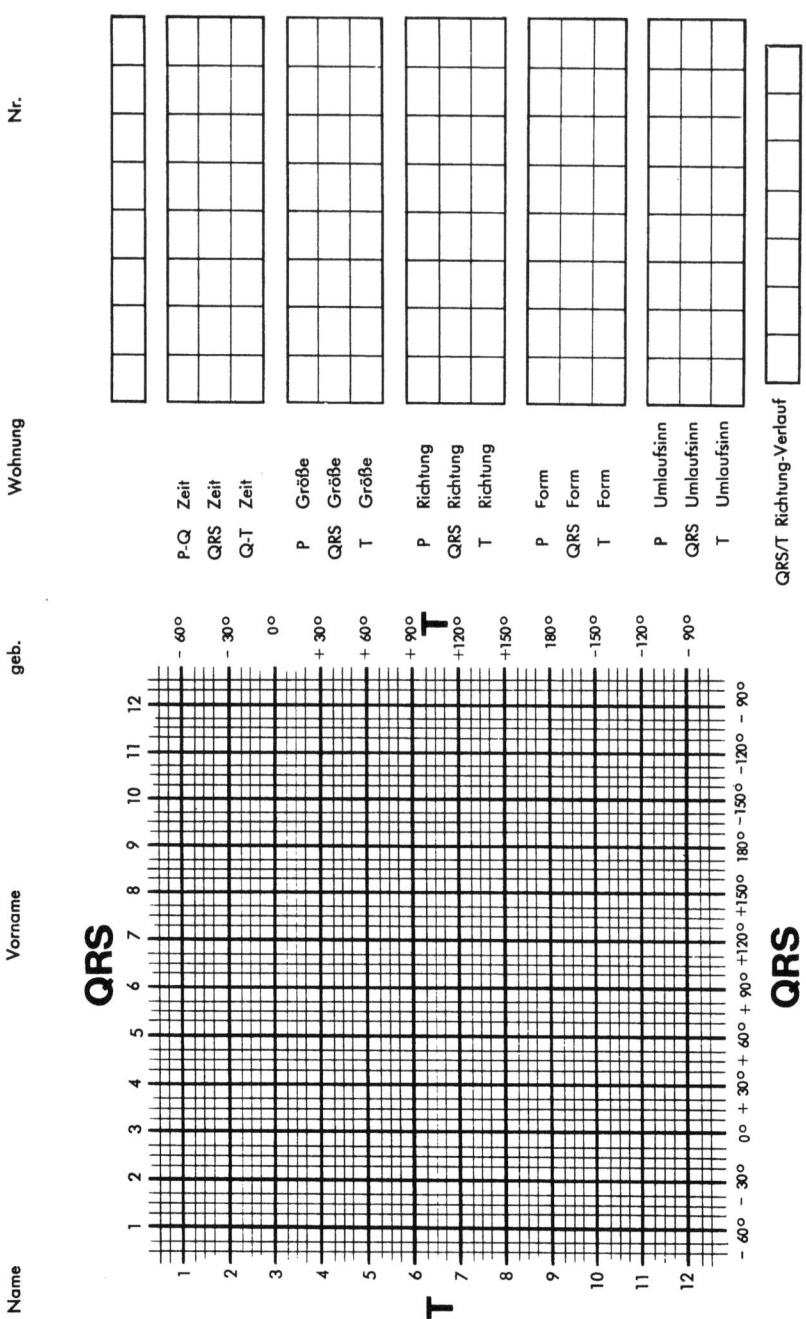

Abb. 51 Schema zur Erfassung vektorieller Daten

3.7.3 Ausblick

Das Zeitalter der Datenverarbeitung in der Elektrokardiografie hat begonnen, Startschwierigkeiten sind nichts ungewöhnliches. Manche Fragen, insbesondere der Methodik und Standardisierung, sind noch offen. Vielleicht wird in Zukunft auch eine Datenfernverarbeitung (Teleprocessing) bedeutungsvoll werden. Ohne auf nähere Einzelheiten einzugehen, sei betont, daß orthogonale Ableitungen (ohne herznahe Ableitungen) allein nicht ausreichend sind.

Teamwork ist das Mittel der Wahl. Der bei Medizinern so häufig anzutreffende Individualismus wird sich besonders hier als Hemmschuh erweisen. Wenngleich es theoretisch gesehen keine grundsätzlichen Probleme gibt, so sind folgende Faktoren bedeutungsvoll: Die *Reproduzierbarkeit der Daten* für praktische Bedürfnisse spielt eine entscheidende Rolle. Ferner sind auch *kommerzielle Gesichtspunkte* zweifellos von eklatanter Wichtigkeit: Die medizinische Aussage muß zu dem technischen Aufwand in einem vertretbaren Verhältnis stehen. Der Meinung, daß auch *historische Rücksichten* genommen werden sollten, kann ich mich nicht anschließen.

Die Datenverarbeitung wird den Kardiologen nicht ersetzen, sondern als modernes Hilfsmittel seine Arbeit erleichtern und den Wirkungsgrad der Aussagekraft eines EKG verbessern. Das Elektrokardiogramm ist ein Spannungs-Zeitdiagramm mit Größe und Richtung, abgeleitet jeweils zwischen zwei Punkten. Die Erfassung, Übermittlung, Speicherung und Verarbeitung ist Physik, die Interpretation der elektrischen Phänomene dagegen Medizin. Diese Tatsache sollte dem Arzt in Klinik und Praxis stets gegenwärtig sein.

3.8 Literatur

1. ABEL, H.: Fortschr. Med. 80, 1 (1962)
2. ASHMAN, R.: Amer. Heart J. 26, 495 (1943)
3. BAYER, O. H.: Dtsch. Med. J. 10, 33 (1959)
4. BAYLEY, R. H.: Biophysical Principles of Elektrocardiogr. London 1928
5. BEDNARIK, K.: Programmierer, Eliten der Automation. Wien–München 1965

Links: Schema zur geometrischen Darstellung der Richtung der Vektoren (QRS und T)
Rechts: Schema zur zahlenmäßigen Erfassung vektorieller Daten. Obere Reihe dient zur Eintragung des Untersuchungsdatums. Die »Form« bezieht sich auf die Beispiele 1–12 der Abb. 37 und 38. Bei »Umlaufsinn« wird + (im Uhrzeigersinn) oder − (gegen den Uhrzeigersinn) vermerkt. »Richtung-Verlauf« ist auf die Beispiele 1–9 der Tabelle 3 bezogen

6. BÖCKH, E. M. und H. SCHAEFER: Cardiologia 23, 191 (1953)
7. BODEN, E.: Elektrokardiographie in der ärztlichen Praxis. Darmstadt 1952
8. BÜHNAU, H. v.: persönliche Mitteilung (1969)
9. BURGER, H. C.: Brit. Heart J. 10, 229 (1948)
10. DÖRING, D. und H. TRENCKMANN: Z. Kreislaufforsch. 9, 852 (1968)
11. DUCHOSAL, P. W. et R. SULZER: La Vektorcardiographie. Basel 1949
12. DUCHOSAL, P. W. et H. GROSGURIN: Atlas d' electrocardiographie et de vect. Basel 1959
13. EINTHOVEN, W.: Handbuch der Physiologie. Bd. VIII/2 (1928)
14. ENGLERT, L., FRANK, H., SCHIEFELE, H. und H. STACHOWIAK: Lexikon der Kybernetischen Pädagogik. Quickborn–Hamburg 1964
15. FERRONI, E.: persönliche Mitteilung (1969)
16. FRANK, H.: Kybernetik, Brücke zwischen den Wissenschaften. Frankfurt 1964
17. FUMAGALLI, F.: Arch. Mal. Coeur 9, 891 (1949)
18. GAERTNER, W. und H. SCHAEFER: Arch. Kreislaufforsch. 27, 83 (1957)
19. GILLMANN, H.: Arch. Kreislaufforsch. 17, 284 (1951)
20. GILLMANN, H.: Cardiologia 14, 47 (1951)
21. GILLMANN, H.: Einführung in die vektorielle Deutung des EKG. Darmstadt 1954
22. GILLMANN, H.: Lebensversicherungsmedizin 5, 97 (1967)
23. GILLMANN, H.: Z. Kreislaufforsch. 1, 1 (1968)
24. GILLMANN, H. und P. FAUST: Z. Kreislaufforsch. 47, 397 (1958)
25. GILLMANN, H. und F. NOLLE: Lebensversicherungsmedizin 17, 1 (1965)
26. GOLDBERGER, E.: Unipolar Lead Electroc. Philadelphia 1949
27. GREWIN, K. E.: Some Suppl. Leads in Clin. Electroc. Stockholm 1948
28. GRISHMANN, A., and L. SCHERLIS: Spatial Vectorcardiographie. Philadelphia–London 1952
29. GROEDEL, F. M.: Das Extremitäten-, Thorax- und Partial-EKG. Dresden 1934
30. GROEDEL, F. M. und E. KOCH: Z. Kreislaufforsch. 25, 794 (1933)
31. GROSS, K.: Z. Kreislaufforsch. 26, 545 (1934)
32. GROSS, K.: Z. Kreislaufforsch. 28, 269 (1936)
33. GROSS, K.: Verh. Dtsch. Ges. Kreislaufforsch. (1937)
34. GROSS, K.: Verh. Dtsch. Ges. für innere Medizin 48, 310 (1936)
35. GUTHEIL, H.: Die Bestimmung des Druckes in den Herzkammern mit Hilfe des EKG bei angeborenen Herzfehlern des Kindes. Beihefte z. Arch. Kinderheilk. 50. Heft, Stuttgart 1964
36. HALHUBER, M. J. und R. GÜNTHER: Praktischer EKG-Kurs. 3. Aufl. München 1966
37. HECHT, H.: The Elektrophysiology of the Heart. Annals of the New York Academy (1957)
38. HEINECKER, R.: EKG-Fibel. Stuttgart 1967
39. HELLIGE: Pressekonferenz anläßlich der Internisten-Tagung Wiesbaden (1968)
40. HILMER, W.: Die Beurteilung von Infarkt-Kranken. Stuttgart 1967
41. HILMER, W.: Dtsch. med. Wschr. 91, 15 (1966)
42. HILMER, W. und J. NOSSEN: Arch. Kreislaufforsch. 55, 27 (1968)
43. HILMER, W. und R. WIRTH: Z. Kreislaufforsch. 47, 194 (1958)
44. HOFFMANN, J. I. E. and P. F. CRANEFIELD: Elektrophysiology of the Heart. New York–London 1960
45. HOLZMANN, M.: Klinische Elektrokardiographie. Stuttgart 1965

46. HUTTMANN, Z.: Hilfstafeln zur elektrokardiographischen Diagnostik. Darmstadt 1950
47. IBM-SEMINAR: Datenverarbeitung und Medizin 1967
48. IMMICH, H.: Klinischer Diagnoseschlüssel. Stuttgart 1966
49. KEIDEL, W. D.: Codierung, Signalleitung und Decodierung in der Sinnesphysiologie, in: Aufnahme und Verarbeitung von Nachrichten der Organismen. Stuttgart 1961
50. KIENLE, F.: Einführung in die unipolare Brustwand-Elektrokardiographie. Stuttgart 1948
51. KOCH, E.: Allgemeine Elektrokardiographie. Dresden–Leipzig 1943
52. KÖHLER, Z.: Verh. Dtsch. Ges. Kreislaufforsch. 17, 243 (1951)
53. KOLLER, S. und K. ÜBERLA: Fortschr. Med. 84, 7 und 8 (1966)
54. KOLLMEIER, H. und K. A. ROSENKRANZ: Z. Kreislaufforsch. 3, 280 (1967)
55. KORTH, C.: Klinische Elektrokardiographie. München 1957
56. LAMB, L. E.: International. Symposium on Cardiology in Aviation. Brooks–Texas 1959
57. LAUCK, A.: Ärztliche Laborpraxis 11, 122 (1957)
58. LEMMERZ, A. H., SCHMIDT, R. und J. KRANEMANN: Die Deutung des EKG. Karlsruhe 1964
59. LEMPERT, G. L.: Fortschritte der Elektrokardiologie. Wien 1967
60. LEPESCHKIN, E. und F. P. N. SCHENNETTEN: Das Elektrokardiogramm. Dresden–Leipzig 1957
61. MEGLA, G.: Vom Wesen der Nachricht. Stuttgart 1961
62. MEYER, F. und R. HERR: Arch. Mal. Coeur 5, 415 (1950)
63. MEYER, F. und R. HERR: Arch. Mal. Coeur 42, 12 (1949)
64. MOLL, A. und F. HAMACHER: Der Herzinfarkt im jüngeren Lebensalter. Stuttgart 1962
65. MÜLLER, A.: Lexikon der Kybernetik. Quickborn–Hamburg 1964
66. NEHB, W.: Diss. Med. Univ. Klinik Frankfurt (1935)
67. NEHB, W.: Verh. Dtsch. Ges. Kreislaufforsch. 12, 12 (1939)
68. NIEWERTH, H. und J. SCHRÖDER: Lexikon der Planung und Organisation. Quickborn–Hamburg 1968
69. REINDELL, H. und H. KLEPZIG: Die neuzeitlichen Brustwand- und Extremitäten-Ableitungen. Stuttgart 1958
70. RITTER, O. und V. FATTORUSSO: Atlas der Elektrokardiographie. Basel–New York 1951
71. ROTHSCHUH, K. E.: Elektrophysiologie des Herzens. Darmstadt 1952
72. SACHS, L.: Statistische Auswertungsmethoden. Berlin 1968
73. SOKOLOW, M. and T. P. LYON: Amer. Heart J. 37, 161 (1949)
74. SPANG, K.: Z. Kreislaufforsch. 38, 405 (1949)
75. SCHAEFER, H.: Elektrophysiologie, Bd. I/II. Wien 1942
76. SCHAEFER, H.: Das Elektrokardiogramm. Berlin 1951
77. SCHAEFER, H.: Z. Kreislaufforsch. 39, 65 (1950)
78. SCHELLONG, F.: Klinische Vektorkardiographie. Berlin 1939
79. SCHMIDT, J.: Hämodynamik und Elektrokardiogramm. München 1961
80. SCHUBERT, E.: Neue Ergebnisse der Elektrokardiologie. Jena 1966
81. SCHÜTZ, E. und K E. ROTHSCHUH: Dtsch. med. Wschr. 561, 13 (1947)
82. STEINBUCH, K.: Automat und Mensch. 3. Aufl. Berlin 1965

83. STEINBUCH, K.: Falsch programmiert. 2. Aufl. Stuttgart 1968
84. STOCKMANN, H. und R. SCHRÖDER: Z. Kreislaufforsch. 47, 510 (1958)
85. TOBIEN, H. H.: Z. Kreislaufforsch. 41, 171 (1952)
86. TAKAHASHI, K.: Persönliche Mitteilung (1967)
87. TÖPPER, F.: Lebensversicherungsmedizin 17, 1 (1965)
88. UMSCHAU VERLAG: Information, Computer und künstliche Intelligenz. Frankfurt 1967
89. UNGHVARY, L. v.: Zbl. inn. Med. 545, 561 (1939)
90. VDE: Aufnahme und Verarbeitung von Nachrichten der Organismen. Stuttgart 1961
91. WEBER, A.: Die Elektrokardiographie. Berlin 1948
92. WENDT, L.: Die physikalische Analyse des EKG. Leipzig 1946
93. WENGER, R.: Klinische Vektorkardiographie. Darmstadt 1968
94. WENGER, R.: Aktuelle Probleme der Vektorkardiographie. (VIII. Intern. Kolloquium für Vektorkardiographie Wien 1967.) Stuttgart 1968
95. WILSON, F. N.: Amer. Heart J. 5, 599 (1930)
96. WILSON, F. N.: Amer. Heart J. 9, 459 (1933)
97. WILSON, F. N.: Amer. Heart J. 9, 447 (1934)
98. WILSON, F. N.: Amer. Heart J. 10, 46 (1934)
99. WIRTH, R.: Diss. aus dem Physik. Med. Labor Erlangen (1951)
100. WIRTH, R.: Sitz. Ber. Physik. Med. Sozietät. Erlangen (1954)
101. WIRTH, R.: Z. Kreislaufforsch. 46, 638 (1957)
102. WIRTH, R.: Medizinische 13, 499 (1958)
103. WIRTH, R.: Medizinische 12, 516 (1959)
104. WIRTH, R.: Medizinische 18, 892 (1959)
105. WIRTH, R.: Röntgen- und Laborpraxis 3, 38 (1960)
106. WIRTH, R.: tägl. prax. 1, 343 (1961)
107. WIRTH, R.: intern. prax. 1, 301 (1961)
108. WIRTH, R.: intern. prax. 1, 304 (1961)
109. WIRTH, R.: Therapie des Monats 7, 13 (1961)
110. WIRTH, R.: intern. prax. 1, 443 (1961)
111. WIRTH, R.: tägl. prax. 3, 309 (1962)
112. WIRTH, R.: intern. prax. 3, 15 (1963)
113. WIRTH, R.: Z. Kreislaufforsch. 52, 874 (1963)
114. WIRTH, R.: Z. Kreislaufforsch. 53, 471 (1964)
115. WIRTH, R.: tägl. prax. 6, 33 (1965)
116. WIRTH, R.: intern. prax. 5, 47 (1965)
117. WIRTH, R.: Schedario di medicina interna 1, 41 (1965)
118. WIRTH, R.: practica internista 1, 47 (1965)
119. WIRTH, R.: Schedario di medicina interna 3, 127 (1966)
120. WIRTH, R.: practica internista 1, 169 (1966)
121. WIRTH, R.: intern. prax. 6, 15 (1966)
122. WIRTH, R.: anästh. prax. 1, 119 (1966)
123. WIRTH, R.: Cardiologia 48, 514 (1966)
124. WIRTH, R.: Z. Kreislaufforsch. 55, 1104 (1966)
125. WIRTH, R.: intern. prax. 7, 233 (1967)
126. WIRTH, R.: intern. prax. 7, 221 (1967)

127. WIRTH, R.: practica internista 2, 205 (1967)
128. WIRTH, R.: practica internista 2, 397 (1967)
129. WIRTH, R.: Methodik zur Prüfung der Korrelation zwischen VKG und EKG. In: WENGER, Aktuelle Probleme der Vektorkardiographie. Stuttgart 1968.
130. WIRTH, R.: Schedario di medicina interna 1, 15 (1968)
131. WIRTH, R.: Schedario di pediatria 1, 29 (1968)
132. WIRTH, R.: Münch. med. Wschr. 32, 1811 (1968)
133. WIRTH, R. und K. ALBRECHT: Ärztl. Dienst DB 12, 164 (1968)
134. WIRTH, R.: Inf. für den Werksarzt 26, 3 (1969)
135. ZARDAY, J. v.: Arch. Kreislaufforsch. 7, 223 (1942)
136. ZUCKERMANN, R.: Atlas der Elektrokardiographie. Leipzig 1957

4 Elektrokardiografische Technik

Dieses Kapitel bringt Hinweise, denen vornehmlich eine Bedeutung für die tägliche Praxis zukommt. So werden Empfehlungen für die sachgemäße Aufnahme von EKG gegeben, artifizielle Veränderungen abgehandelt und auf elektrokardiografische Gesetzmäßigkeiten hingewiesen. Nach einer Besprechung über Hilfsmittel zur EKG-Auswertung werden die verschiedenen Arten von Elektrokardiografen besprochen, um die oftmals gestellte Frage zu beantworten, nach welchen Gesichtspunkten man bei der Anschaffung eines EGK-Gerätes wählen soll.

4.1 Empfehlungen für die sachgemäße Aufnahme von Elektrokardiogrammen

Bei der Auswertung des EKG hat der Kliniker gelernt, auch kleine Kurvenänderungen für die Diagnostik zu verwerten. So wird neben der Ausmessung von Zacken und Strecken heute das Augenmerk besonders auf die Kurvenform gerichtet. Die Verwertung geringgradiger EKG-Veränderungen stellt aber an die Methodik hohe Anforderungen und aus diesem Grunde kommt einer sachgemäßen, exakten Arbeitsweise bei der Ableitung von Elektrokardiogrammen eine ganz besondere Bedeutung zu.
Was ist bei der elektrokardiografischen Aufnahme zu beachten?

Wechselstrom
Abschaltung von elektrischen Geräten
Erdung von Gerät, Liege, Patient
Eventuell Standortwechsel von Liege und Gerät
Einwandfreier Zustand der Elektroden, Stecker, Kabel
Günstiger Übergangswiderstand durch Kontaktmittel
Kabel auf die entsprechende Extremität legen

Patient
Temperierter Untersuchungsraum
Bequeme Liege zur physischen Entspannung
Beruhigung zur psychischen Entspannung

Flache Atmung
Kein überfüllter Magen
Genügende Entkleidung

Elektroden, Anlagestellen
Einwandfreier Zustand der Elektroden
Hautstellen entfetten
Hyperämie der Hautstellen erzeugen
Kontaktmittel benützen
Nur die Anlagestellen von Elektroden benetzen
Richtige Lage, Befestigung und richtiger Anschluß der Elektroden

Gerät, Technik
Papiergeschwindigkeit 5 cm/sec
Empfindlichkeit 1 mV = 1 cm
Eichzacke in jede Ableitung, stets zwischen zwei Komplexen
Registrierung möglichst ohne Filter
Richtige Schalterstellung beachten
Schadhafte Teile erneuern

Kurve
Richtige Beschriftung der Kurven
Zusätzliche Vermerke (z. B. Filter, Änderung der Anlagestellen)

4.1.1 Die Wechselstromstörung und ihre Behebung

Da als Spannungsquelle heute der 50-periodische Wechselstrom üblich ist, sei die Wechselstromstörung und ihre Behebung an den Anfang der Betrachtungen gestellt. Grundsätzlich ist zwischen elektrischen Feldern (z. B. Starkstromleitungen), magnetischen Feldern (z. B. Motoren) und elektromagnetischen Feldern (Kurzwelle) zu unterscheiden. Im Untersuchungsraum oder in dessen unmittelbarer Nähe sollten keine größeren elektrischen Geräte wie z. B. ein Kurzwellengerät aufgestellt werden. Weitere Ursachen, die zu Wechselstromstörungen Anlaß geben können, sind z. B. Kühlschränke, Patentsicherungen, Klingelanlagen, Leuchtstoffröhren, Heizöfen, Röntgenanlagen, Thermostaten usw. Auch der Fahrdraht der Eisenbahn kann zu erheblichen Störungen Anlaß geben (Abb. 52). Der EKG-Apparat, das Untersuchungsbett, sowie der Patient (rechter Fuß) sind stets zu erden. Als Anschluß dazu dient in der Regel die Wasserleitung, nicht aber ein Gas- oder gar ein Heizungsrohr, das nicht selten blind endigt. Zur Erdung sollte man grundsätzlich Kupferlitze nehmen, da sie die beste Leitfähig-

100 Elektrokardiografische Technik

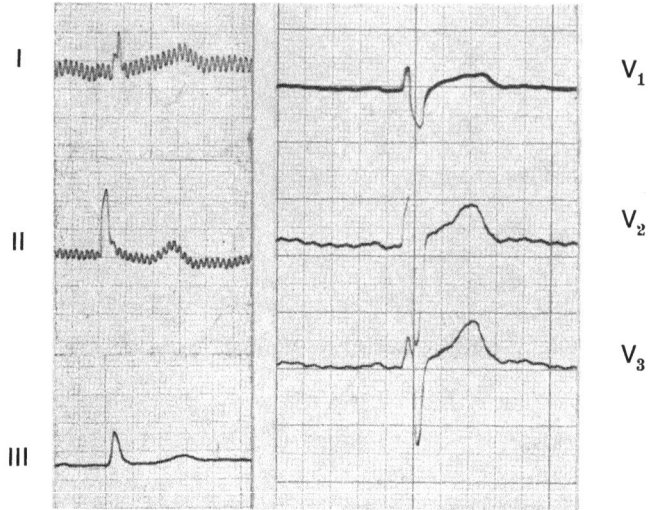

Abb. 52 Wechselstromstörung

links: durch schlechte Elektrodenlage (hoher Übergangswiderstand zwischen Elektrode und rechtem Arm)
rechts: Wechselstromstörung (16 2/3 Hz) durch den in der Nähe des Untersuchungsraumes vorbeiziehenden Fahrdraht der Eisenbahn (kein Vorhofflattern)

keit besitzt. Dabei genügt es nicht, den Verbindungsdraht einfach um das Gerät und um das Wasserrohr zu schlingen. Um einen guten Kontakt zu gewährleisten, sind die Anschlüsse mittels Klemmen vorzunehmen. Ein engmaschiges, ebenfalls geerdetes Drahtnetz unter der Matratze wird sich gelegentlich bewähren, ein Faraday-Käfig oder die Abschirmung von Fußboden, Decken und Wänden erübrigt sich heute. Das Untersuchungsbett sollte niemals direkt an der Wand stehen und ein Standortwechsel desselben oder des Gerätes wird sich in manchen Fällen als zweckmäßig erweisen. Der einwandfreie Zustand der Elektroden, Stecker und Kabel ist ebenso von Bedeutung wie ein möglichst geringer Übergangswiderstand zwischen Patient und Elektroden. Auch hat es sich bewährt, die angeschlossenen Kabel stets auf der entsprechenden Extremität entlanglaufen zu lassen. Ein Umpolen des Netzsteckers kann in manchen Fällen eine hartnäckige Wechselstromstörung zum Verschwinden bringen.

4.1.2 Ratschläge, den Patienten betreffend

Der Untersuchungsraum sollte wohltemperiert sein, damit die Kurven nicht infolge Muskelzitterns durch Muskelaktionsströme entstellt werden. Die Liegestatt muß möglichst bequem sein und deshalb eignen sich dazu weniger die üblichen schmalen Untersuchungsliegen. Man sorge vielmehr für ein nicht zu hartes Bett oder eine gepolsterte Liege mit einer Breite von etwa 90 cm, um auch den leicht angewinkelten Armen genügend Platz zu bieten und damit alle Voraussetzungen zu einer völligen Entspannung zu erfüllen. Kleine Sandsäckchen oder Schaumgummipolster sollten als bequeme Unterlage für Knie usw. bereitgehalten werden. Neben der physischen ist aber auch eine psychische Lokkerung erforderlich und deshalb ist es zweckmäßig, den Patienten mit der Mitteilung zu beruhigen, daß er jetzt *nicht* etwa elektrisiert werde. Bewegungen des zu Untersuchenden sind unzweckmäßig, ebenso ist es für ihn keineswegs selbstverständlich, daß er bei der EKG-Aufnahme flach atmen soll. Außerdem kann ein sehr voller Magen, infolge Zwerchfellhochstandes, zu Lageänderungen des Herzens Anlaß geben und das EKG beeinflussen.

4.1.3 Ratschläge, die Elektroden und die Anlagestellen betreffend

Der Patient sollte genügend entkleidet sein, damit die Anlage der Elektroden überprüfbar bleibt. Die Ableitungspunkte (Brustwandableitungen) sind genauestens einzuhalten, da schon geringe örtliche Verschiebungen erhebliche Kurvenänderungen verursachen können. Die Erfahrung lehrt, daß bei den Ableitungen V_1 und V_2 die Elektroden nicht selten zu weit vom Brustbein plaziert werden. Die Elektroden sind stramm zu befestigen, ohne jedoch den Blutstrom einzuschränken. Sie sollten auch nicht direkt über pulsierenden Gefäßen angelegt werden.
Es gibt verschiedene Möglichkeiten, die Brustwandelektroden am Körper zu befestigen (z. B. mit Gurt, Saugelektroden und dergl.); wichtig ist nur, daß sie während der Untersuchung ohne menschliche Hilfe selbst am Körper halten. Besonders geeignet erscheinen Saugelektroden mit einem Durchmesser von etwa 2,5 cm. Brustwandelektroden für Säuglinge sollen eine Größe von 1 cm nicht überschreiten.
Durch leichtes Anreiben der Ableitstellen, wird eine Hyperämie erzeugt, die den Übergangswiderstand der Haut vorteilhaft reduziert. Als Kontaktmittel zwischen Körperoberfläche und Elektroden sind 2%ige Sodalösung, Elektrodenpaste oder Kontaktpapier geeignet. Neuerdings wird auch Elektrodenspray angeboten. Als Träger für dünnflüssige Kontaktmittel haben sich Flanelläppchen bewährt, die aber täglich auszuwaschen sind (Kristallbildung). Die Haut darf nur an den Anlagestellen der Elektroden benetzt werden (Brustwandableitungen). Kurzschlüsse entstellen sonst das Kurvenbild.

102 Elektrokardiografische Technik

Der richtige Anschluß der Kabel an die Elektroden versteht sich von selbst. Dabei ist zu berücksichtigen, daß die Kennzeichnung der Kabel international nicht standardisiert ist.

4.1.4 Ratschläge, das Gerät und die Technik betreffend

Die Papiergeschwindigkeit ist auf 5 cm/sec festgelegt und soll nur bei längeren Registrierungen reduziert werden. Die Verstärkerempfindlichkeit ist ebenfalls standardisiert, und zwar hat lmV immer einen Ausschlag von genau 1 cm zu ergeben. Bei extrem hohen Ausschlägen, wie sie manchmal bei den Brustwandableitungen beobachtet werden, vermindert man die Verstärkung und damit die Ausschlagshöhe um 50%. Die Eichzacke muß in jeder Ableitung stets zwischen zwei Komplexen und in jedem aufgehobenen Kurvenabschnitt zu finden sein. Sie stellt bei der Auswertung ein wichtiges Kriterium dar und unterrichtet vornehmlich über die ableitbaren Spannungsgrößen (Amplituden). Einige Worte zur Filtereinrichtung:
Bei Einschaltung des Filters erhält man zweifellos eine »schönere« Kurve, aber es werden nicht nur Wechselstromstörungen und Muskelaktionsströme verschwinden, sondern auch die Feinheiten des EKG (z. B. schmale Q- oder S-Zacken). Es wird deshalb empfohlen, immer zuerst zu versuchen, ohne Filter eine störungsfreie Kurve zu erhalten. Wenn schon mit der Filtereinrichtung registriert wird, so ist dies unbedingt zu vermerken. Es kann auch passieren, daß infolge falscher Schalterstellung bei Mehrkurvenschreibern unrichtige Einzelableitungen eingeblendet werden, die dem Auswerter dann manches Kopfzerbrechen machen. Schadhafte Stecker, Kabel und Elektroden können nicht nur zu augenfälligen Störungen Anlaß geben (Wechselstromeinbruch, Nullinienschwankungen und dergl.), sie können auch Ursache dafür sein, daß alle Ableitungen verfälscht aufgeschrieben werden. Auf diese Tatsache ist besonderes Augenmerk zu richten. Beschädigte Teile sollten deshalb immer sofort überprüft und im Bedarfsfalle ausgewechselt werden.

4.1.5 Ratschläge, die Kurve betreffend

Über die Anordnung der Kurven gibt es unterschiedliche Meinungen. Wichtig ist, daß die Kurvenabschnitte richtig fixiert (Eichausschlag stets nach oben) und beschriftet werden. Darüber hinaus erscheinen zusätzliche Vermerke notwendig, wie z. B., wenn mit Filter geschrieben wurde, oder die Lage der Elektroden (z. B. Brustwandableitungen bei adipösen Frauen) eine Änderung erfahren mußte.

4.2 Artifizielle Veränderungen des Elektrokardiogramms

Vielerlei Artefakte sind möglich. Die Kenntnis dieser Veränderungen bewahrt den Untersucher vor Fehlschlüssen und Ratlosigkeit. Abb. 53 unterrichtet als Schaubild über die verschiedenen auslösenden Ursachen.

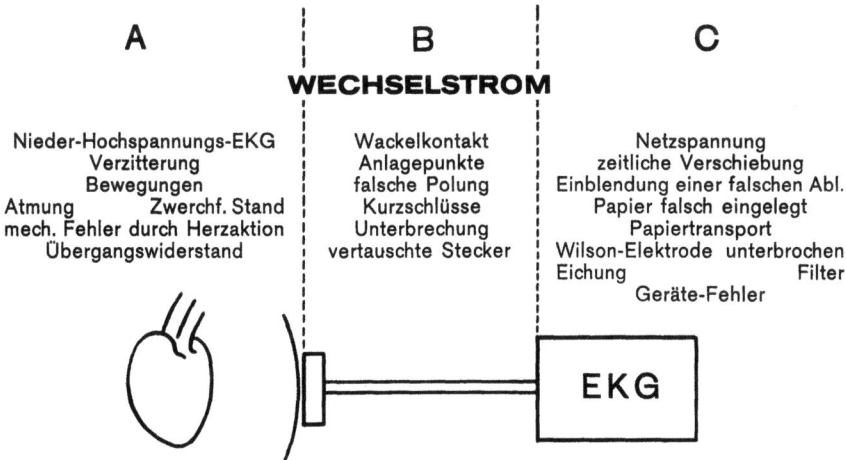

Abb. 53 Schema der Ursachen artifizieller Veränderungen des EKG

Abschnitt A: Herz und Gewebe
Abschnitt B: Elektroden und Kabel
Abschnitt C: EKG-Gerät
S. Abb. 54, 55 u. 56

4.2.1 Artefakte der Gruppe A (s. Abb. 54)

Das zwischen Herz und Elektroden liegende Gewebe kann die Ausschlagshöhe des EKG beeinflussen. Ein Hochspannungs-EKG kann z. B. lediglich Ausdruck idealer Ableitungsbedingungen sein, das Niederspannungs-EKG ist oftmals nur pulmonal bedingt.

Das verzitterte EKG ist meist durch unzweckmäßige Lagerung des Patienten hervorgerufen. Daneben ist häufig ein zu kalter Untersuchungsraum dafür verantwortlich zu machen. Ferner sei an den Tremor, z. B. bei Parkinsonismus und Hyperthyreose erinnert, die eben ihre Symptome auch im EKG hinterlassen können (Abb. 54 a).

Mit der Filtermöglichkeit, die jede Apparatur bietet, lassen sich derartige Störun-

104 Elektrokardiografische Technik

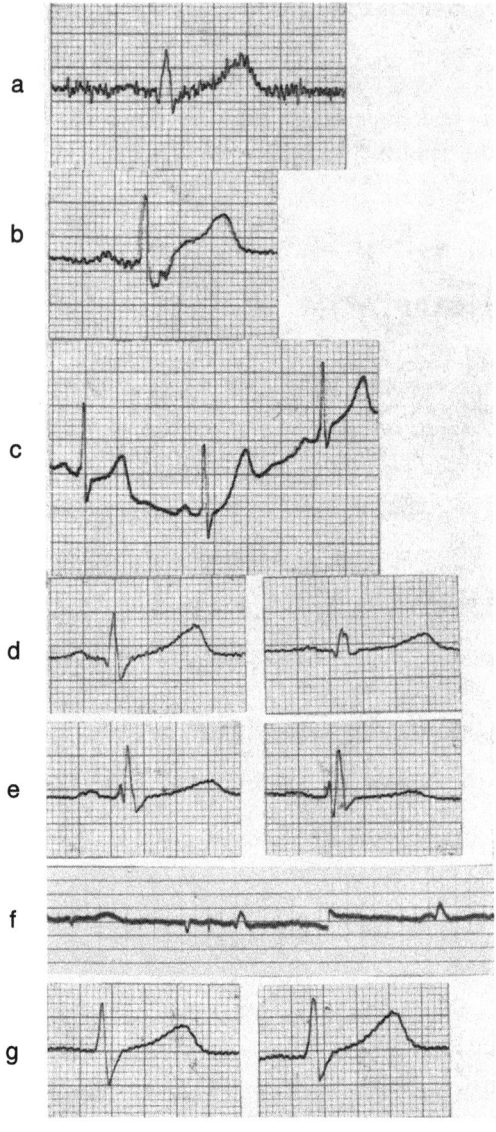

Abb. 54 Artefakte der Gruppe A

a) Verzitterung infolge Tremors bei Parkinsonismus
b) Entstellung durch plötzliche Bewegung
c) Nullinienschwankung infolge tiefer Atmung
d) Kurvenänderung bei Ein- (links) und Ausatmung (rechts)
e) EKG vor (links) und nach (rechts) der Nahrungsaufnahme
f) Mechanischer Fehler infolge schlecht anliegender Elektroden
g) Einfluß des Kontaktmittels (links: Wasser, rechts: Soda)

gen evtl. kompensieren. Dabei tritt aber häufig eine Verunstaltung der Kurve auf, was bei der Auswertung zu berücksichtigen ist (Abb. 54 f).
Artefakte, die durch plötzliche Bewegungen des Patienten hervorgerufen werden, sind als solche leicht erkennbar (Abb. 54 b).
Tiefe Atemexkursionen ergeben neben Nullinienschwankungen (Abb. 54 c) häufig auch Kurvenveränderungen (Abb. 54 d), der Zwerchfellstand ist dabei von Bedeutung (Abb. 54 e).
Schlecht anliegende Brustwandelektroden (insbesondere bei mageren Patienten) ergeben häufig Anlaß zu Kurvenentstellungen (Abb. 54 f) oder führen zu Nullinienschwankungen (Abb. 54 c). Die gleichen Erscheinungen sind zu erwarten, wenn kleine Elektroden direkt über pulsierenden Gefäßen angelegt werden.
Wenn der Übergangswiderstand zwischen Elektrode und Körperoberfläche klein gehalten wird, so werden Wechselstromstörungen (Abb. 52), Amplitudenänderungen und Kurvenentstellungen (Abb. 54 g) nicht zu beobachten sein.

4.2.2 Artefakte der Gruppe B (s. Abb. 55)

Der Wackelkontakt kann sich gewöhnlich in sog. Nulliniensprüngen (Abb. 55 a) oder mit plötzlichem Wechselstromeinbruch bemerkbar machen. Das Typische an einer derartigen Störung ist, daß sie kurzzeitig und rezidivierend auftritt. Sollte nur in der einen oder der anderen Ableitung so etwas wie ein Vorhofflattern zu finden sein, so ist an die Möglichkeit eines Artefaktes zu denken. Störungen im Gerät können ebenfalls solche Bilder ergeben.
Geringe Abweichungen der genormten Ableitungspunkte können augenfällige Änderungen des EKG zur Folge haben (Abb. 55 b, c, d).
Die Orientierung bezüglich der Thoraxanlagepunkte ist bei adipösen Frauen nicht immer ganz einfach, so daß bei der Auswertung Vorsicht geboten ist (Abb. 55 d). Die Brustwand darf nur an den Stellen befeuchtet werden, an denen auch wirklich die Elektroden angelegt werden (Abb. 55 e).
Falsch gepolte EKG sind dann schwer zu beurteilen, wenn keine Vergleichsaufnahme zur Verfügung steht (Abb. 55 f).
Tritt im Kabel ein Kurzschluß zur Abschirmung (Erdung) ein (meist am Stecker auftretend), so resultiert daraus oft eine artifizielle Niederspannung.
Infolge Kabelunterbrechung kann man bei den modernen Mehrkurvenschreibern EKG-Kurven erhalten, die als Kunstprodukt nicht so ohne weiteres erkennbar sind. Häufig lassen negative P-Zacken in den Extremitätenableitungen den Untersucher stutzen. Wenn Einzelkurven eines Ableitungsprogramms nicht zueinanderpassen, so sollte die Möglichkeit eines Artefaktes ins Auge gefaßt werden. Dabei können evtl. alle Ableitungen verfälscht aufgeschrieben werden.

106 Elektrokardiografische Technik

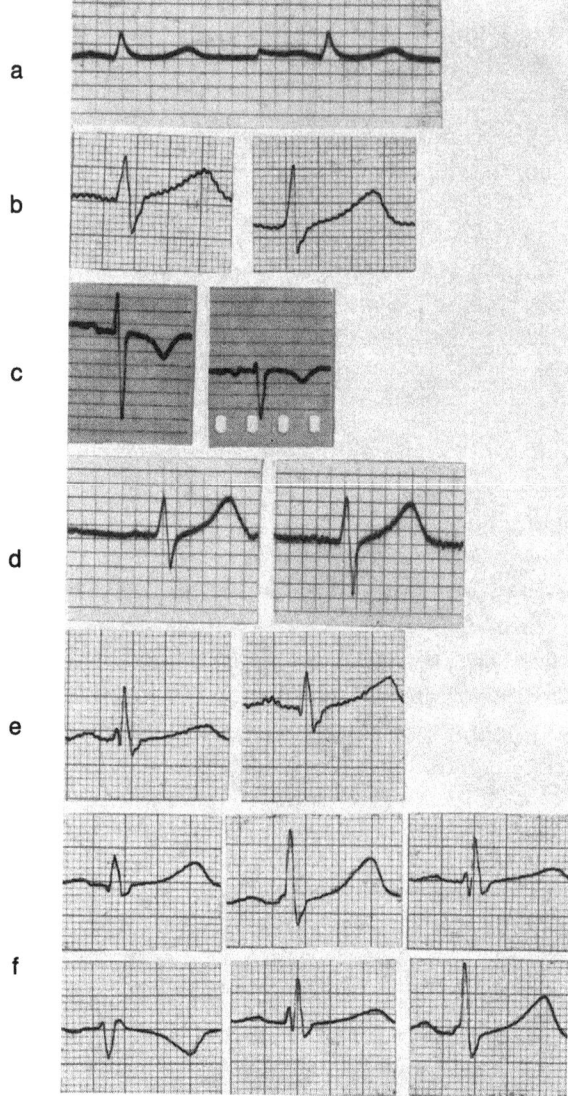

Abb. 55 Artefakte der Gruppe B

a) Nulliniensprünge infolge Wackelkontakts
b) Veränderte Elektrodenlage: links V_3, rechts 1 ICR tiefer
c) Veränderte Elektrodenlage: links V_1, rechts 2 cm lateral
d) Veränderte Elektrodenlage: links über, rechts unter der Mamma
e) Kurvenänderung durch Zusammenfließen der Kontaktflüssigkeit zweier benachbarter Elektroden (rechts), links normales Formbild
f) Falsche Polung (Vertauschung der Kabel des linken und des rechten Armes)

Zur Erkennung derartiger Artefakte bietet die Kenntnis elektrokardiografischer Gesetzmäßigkeiten (s. Kap. 4.3) eine wesentliche Erleichterung.

4.2.3 Artefakte der Gruppe C (s. Abb. 56)

Netzspannungsänderungen können sich in Nullinienschwankungen (Abb. 54c) bemerkbar machen.
Die Zuordnung der einzelnen Kurvenabschnitte ist bei Mehrkurvenschreibern natürlich nur mit einer Apparatur möglich, bei der die Schreiber exakt eingestellt sind. Dies kann man u. a. mittels synchron auftretender Eichzacken nachweisen.
Besser und für alle Apparaturen gültig ist es jedoch, mit allen Kanälen die gleiche Ableitung aufzuzeichnen. Unstimmigkeiten sind hierbei in einfacher Weise zu erkennen.
Ebenfalls bei Mehrkurvenschreibern kann es vorkommen, daß falsche Ableitungen »eingeblendet« werden. Auch falsch aufgeklebte Einzelkurven geben dem Auswerter manches Rätsel auf.
Erschütterungen der Apparatur ergeben die gleichen Bilder, wie sie bei plötzlichen Bewegungen des Patienten auftreten (Abb. 54b).
Änderungen der Papiergeschwindigkeit sind bei manchen Direktschreibern nicht ersichtlich, so daß Verwechslungen mit Tachykardie vorkommen können (Abb. 56a). Auch hier hilft die Kenntnis elektrokardiografischer Gesetzmäßigkeiten weiter.
Erscheint die T-Zacke vor dem QRS-Komplex (nur bei Lichtpunktschreibern möglich), so ist das Papier falsch eingelegt.
Eine zu volle Einlaufdose (bei Lichtpunktschreibern) oder ein nicht in normalen Bahnen laufendes Registrierpapier führt zu Erscheinungen, die einfach erkennbar sind (Abb. 56b).
Papierschnitzel im Lichtkanal können bei Lichtpunktschreibern (photographische Registrierung) zu typischen Störungen Anlaß geben (Abb. 56c).
Ist ein Kabel zur Wilson-Elektrode unterbrochen, so resultieren daraus Kurvenänderungen, die besonders die Form der P-Zacken in den Thoraxableitungen betreffen (Abb. 56d).
Die Eichzacke, die in jeder Ableitung zu finden sein muß, hat nicht nur Bedeutung bezüglich der Vergleichsmöglichkeit von Amplituden, sie unterrichtet auch über die Funktionstüchtigkeit der Apparatur (Abb. 56e).
»Artifizielle Extrasystolen« erhält man, wenn die Eichzacke mit dem QRS-Komplex zusammenfällt.
Bei Einschaltung der Frequenzblende (Filtereinrichtung) ist zu beachten, daß die

108 Elektrokardiografische Technik

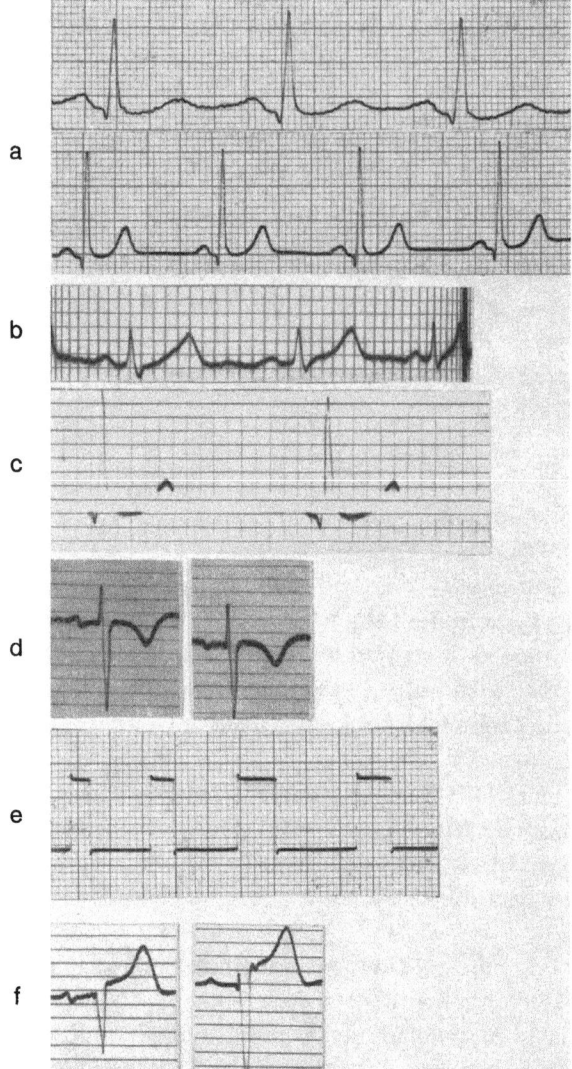

Abb. 56 Artefakte der Gruppe C

a) Oben: Tachykardie (5 cm/sec), unten: normale Frequenz (2,5 cm/sec)
b) Veränderte Papiergeschwindigkeit (hinkender Papiertransport)
c) Unterbrechung der Kurve infolge Papierschnitzel im Lichtkanal
d) Schadhafte Wilsonelektrode (rechts) infolge Unterbrechung zum rechten Arm, links fehlerfreie Ableitung (V_2) zum Vergleich
e) Korrekte Eichzacke
f) Kurvenänderung durch Filter (links), Kurve ohne Filter (rechts)

EKG-Kurve sowohl an der Amplitude als auch, was weit wichtiger ist, an der Formgestaltung Einbußen erleiden kann (Abb. 56f). Zeigt sich z. B. gegenüber einer früheren Aufnahme jetzt eine Q- oder S-Zacke, so ist in Erwägung zu ziehen, ob nicht die Filtereinrichtung für einen derartigen Formwandel verantwortlich zu machen ist.

Eine möglichst schmale Strichbreite der Kurve ist notwendig, um alle Feinheiten und Einzelheiten erkennen zu können.

Gleiche Untersuchungsbedingungen und die Vermeidung methodischer Fehler ergeben erst vergleichbare Elektrokardiogramme. Nur damit ist eine exakte Diagnostik möglich.

4.3 Elektrokardiografische Gesetzmäßigkeiten

In der folgenden Tabelle sind einige Gesetzmäßigkeiten zusammengefaßt, deren Kenntnis bei etwaigen methodischen Fehlern, Störungen, Verwechslungen von Kurven usw. von Vorteil ist. Darüber hinaus erleichtern diese Gesetzmäßigkeiten zweifellos die Auswertung elektrokardiografischer Befunde. Sie ermöglichen zum Teil auch eine genaue Zuordnung von Zacken und Strecken.

Tabelle 18

---

a) Beziehungen zwischen den Standardableitungen (Dreiecksbeziehungen nach *Einthoven*).
   I = II − III , II = I − III , III = II − I
b) Beziehungen zwischen den Standard- und den unipolaren Extremitätenableitungen
   $$aVL = \frac{I - III}{2} \quad , \quad aVR = -\frac{I + II}{2} \quad , \quad aVF = \frac{II + III}{2}$$
c) Kontinuierliche Kurvenänderung (Extremitätenableitungen) in der Reihenfolge:
   aVL   I   −aVR   II   aVF   III
d) Kontinuierliche Kurvenänderung (Brustwandableitung) in der Reihenfolge:
   V_1 V_2 V_3 V_4 V_5 V_6
e) Störungssuche (s. Abb. 52)
   Wechselstrom (oder Verzitterung) z. B. in I und II, Ursache dann am rechten Arm (gemeinsame Elektrode, bzw. gemeinsames Kabel).
f) Tachykardie (5 cm/sec)   T–P kurz im Verhältnis zu R–T
   normale Frequenz (2,5 cm/sec) T–P lang im Verhältnis zu R–T

---

110 *Elektrokardiografische Technik*

Die Beziehungen zwischen den Extremitätenableitungen haben Gültigkeit für alle synchronen Punkte und damit für alle synchron auftretenden Zacken und Kurvenabschnitte. Diese Beziehungen stellen kein physiologisches Phänomen dar, sondern sind eine mathematische Selbstverständlichkeit. Die geometrische Darstellung der Dreiecksbeziehungen nach EINTHOVEN läßt sich dagegen nur im gleichseitigen Dreieck ableiten (s. Kap. 3.2).

4.4 Hilfsmittel zur EKG-Auswertung

Es wird zwischen Geräten, Formeln und Tafeln unterschieden.

4.4.1 Geräte

Allgemein üblich zur Erfassung von Daten sind *Maßstab* und *Zirkel*. Zur Bestimmung von Amplituden hat sich die *Schublehre* (Kaliber) bewährt. Ausgesprochen praktisch sind *Meßlineale*, die insbesondere von den Herstellern elektromedizinischer Geräte vertrieben werden. Mit diesen Linealen ist in einfacher Weise die Messung der Frequenz und der Zeiten, so z. B. PQ, QRS und QT möglich. Ebenso kann die relative QT-Dauer u. a. bestimmt werden. Auch *Rechenscheiben* sind beliebt: es sei z. B. auf den EKG-Torquet von LAUCK (Bestimmung der Amplitudengröße, Ermittlung der Vektorengröße und der Richtung des Integralvektors und des Ventrikelgradienten, Errechnung der Zackenhöhe und der QT-Dauer), auf die EKG-Uhr der Firma Siemens (Feststellung von Frequenz, Dauer der einzelnen Abschnitte, mittlere Normwerte), das EKG-Parabolometer (Bestimmung der Winkel- und Projektionsgrößen der Herzvektoren u. Ventrikelgradienten) von STOCKMANN und SCHRÖDER und den Vektor-Peiler nach WIRTH (Bestimmung der Vektorrichtung von P, QRS, T in der frontalen und in der horizontalen Ebene) hingewiesen. Definitionen und Literaturhinweise s. Kapitel 3.1.3.

4.4.2 Formeln

Die *elektrokardiografischen Gesetzmäßigkeiten* wurden bereits in Kapitel 4.3 abgehandelt. Als weitere Formeln sind der *Niederspannungsindex* (s. Kap. 2.1) sowie der *Sokolow-Index* (s. Kap. 2.1) zu nennen. Der *Ventrikelgradient* zeigt die Abweichungen der Flächen von QRS und T vom Wert Null an. Der *Index nach* SCHLOMKA dient zur Bestimmung der Lagetypen.

4.4.3 Tafeln

Die *Zahlenwerte* der Zacken und Streckenabschnitte (Höhe in mV, Breite in sec) sind in Abb. 1 dargestellt. Bei *gesetzmäßiger Anordnung und Polung der Extremitätenableitungen* (s. Abb. 12) erleichtert sich die EKG-Auswertung in besonderem Maße. Ferner sei auf das *Konstruktionsschema* (s. Abb. 6 u. 7) verwiesen, welches auf dem geometrischen Lehrsatz des Thales-Kreises beruht. Damit läßt sich die Ausschlagsrichtung und die Ausschlagsgröße in den Extremitätenableitungen bei gegebener Vektorrichtung feststellen. Als weiteres Hilfsmittel sei die *praktische Ablesetafel* (s. Abb. 11) genannt. Aus ihr wird das Abhängigkeitsverhältnis zwischen dem EKG in den Standardableitungen und den unipolaren Extremitätenableitungen bzgl. der Größe und Form ermittelt. Die *Vektorielle Bestimmungstabelle* (s. Abb. 21 u. 22) dient zur Bestimmung der Richtung des P-, QRS- und T-Vektors in der frontalen Ebene. Über die Abhängigkeit der Zackengröße von der Richtung der Ableitung und die Abhängigkeit der Zackengröße von der Richtung des Vektors unterrichtet das *System der vektoriellen Periodik* (s. Abb. 19 u. 20). Zur Objektivierung und Dokumentation der Vektorrichtung sowie deren Änderungen wurde der *Vektorenplan* (s. Abb. 27) entwickelt und die Verläufe wurden in *Vektorenkennlinien* (s. Abb. 31) dargestellt. Über den *Wert des Zeitfaktors* unterrichtet Abb. 46. Die *Beziehungen zwischen dem EKG und VKG* wurden in Kapitel 3.5 ausführlich dargestellt. Verschiedene Tabellen erleichtern die jeweilige Analyse.

4.5 Die EKG-Geräte

Das Angebot der heute verfügbaren Apparaturen reicht vom 1-Kanal-Elektrokardiografen bis zum 12fach-Schreiber. Dabei stehen Geräte mit verschiedenen Aufzeichnungsverfahren zur Verfügung. Es gibt einfache EKG-Geräte und Apparaturen mit zusätzlichen Einrichtungen zur Registrierung von Herzschall, Puls und anderen physiologischen Größen. Nach einer technischen sowie praktischen Analyse der Geräte wird zu der Frage Stellung genommen, welche Einrichtung zweckmäßig und sinnvoll erscheint.

Für den Bau von Elektrokardiografen wurden gewisse Bedingungen, Mindestforderungen und Normen aufgestellt. In diesem Zusammenhang sei auf die Deutschen Normen nach DIN 13401 (Deutsche Industrienormung), die Amerikanischen Normen der A.M.A. (American Medical Association) und die Italienischen Normen der S.I.C. (Società Italiana di Cardiologia) hingewiesen. Sie beziehen sich auf die Bedingungen der Stromversorgung, Frequenztreue, Zeitkonstante, Linearität, Symmetrie, Verzerrung, Dämpfung, Empfindlichkeit, Eichung, Stabilität, Beeinflussung der Polarisationsspannungen, Geschwindigkeit des Papiervorschubs und Schutzvorschriften.

4.5.1 Verstärker

In der Frühzeit der Elektrokardiografie standen noch keine Verstärkereinrichtungen zur Verfügung. Deshalb mußte mit hochempfindlichen Meßgeräten gearbeitet werden. Nach Erfindung der Elektronenröhre konnten zur Registrierung auch weniger empfindliche Meßgeräte Verwendung finden. Nunmehr wird die Verstärkerröhre in zunehmendem Maße durch Transistoren ersetzt, und gedruckte Schaltungen werden bevorzugt. Volltransistorisierte Geräte sind bereits auf dem Markt. Sie zeichnen sich durch weniger Stromverbrauch, weniger Wärmeentwicklung, kleinere Abmessungen und leichteres Gewicht aus. Letzteres ist besonders für transportable Apparaturen von entscheidender Bedeutung, besonders wenn die Geräte mit Batterien bestückt und damit netzunabhängig sind.

4.5.2 Schreibsysteme

Die photographische Registrierung *(Lichtpunktschreiber)* war bis vor wenigen Jahren noch dominierend. Inzwischen hat sie zweifellos an Bedeutung verloren und der Direktschreiber hat den Siegeszug angetreten. Die Vorteile der direkt registrierenden Geräte sind offensichtlich: die Kurven stehen sofort zur Verfügung und die Aufnahmekosten liegen infolge des billigeren Papiers wesentlich

Tabelle 19

1. Lichtpunktschreiber
2. Hebeldirektschreiber
   a) Thermoschreiber
   b) Pigmentschriftverfahren
   c) Tintenschreiber
3. Düsenschreiber (Flüssigkeitsstrahlschrift)

niedriger. Mit dem Direktschreiber läßt sich der Betrieb rationalisieren, was heute auch auf dem ärztlichen Sektor eine nicht zu unterschätzende Bedeutung hat.

Beim *Hebeldirektschreiber* wird entweder eine helle Wachsschicht durch einen geheizten Schreiber von der dunklen Papierunterlage abgeschmolzen *(Thermoschreiber)* oder die Bewegungen des Schreibers werden mittels eines Kohlepapiers auf das Registrierpapier übertragen *(Pigmentschriftverfahren,* Trockendirektschreibeverfahren). Außerdem gibt es, allerdings nur vereinzelt den *Tintenschreiber* (Tintenschreibspitze, die am Ende des Hebels angebracht ist). Beim *Düsenschreiber* (Flüssigkeitsstrahlschrift) wird unter hohem Druck ein Flüssigkeitsstrahl aus einer Düse auf das Registrierpapier gespritzt. Dieses Verfahren unterscheidet sich technisch von den Hebeldirektschreibern und ist keineswegs identisch mit dem Tintenschreiber. Als »Direktschreiber« im weiteren Sinne sei die Braun'sche Röhre mit einem Nachleuchteschirm genannt. Als *Kardioskop* findet sie insbesondere bei Operationsüberwachung und auf Wachstationen Anwendung.

Mit Ausnahme des Tintenschreibers (Bogenkoordinaten) registrieren alle anderen Systeme in rechtwinkligen Koordinaten. Beim Düsen- und Lichtpunktschreiber können sich nebeneinanderliegende Kurven ohne Behinderung kreuzen.

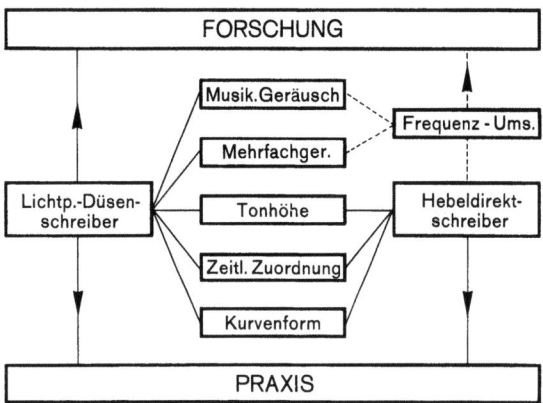

Abb. 57 Leistungsbreite der Geräte bezüglich Darstellung von Phonokardiogrammen
Die heute üblichen Beurteilungskriterien können mit allen Verfahren gleich gut dargestellt werden. Die Objektivierung von Mehrfachgeräuschen und musikalischen Geräuschen ist bei den Hebeldirektschreibern nur über den Umweg der sog. Frequenzumsetzung möglich (s. WIRTH, Z. f. Biol. 109, 3 [1957])

Die einzelnen Schreibsysteme sind bezüglich ihrer Anwendungsbreite unterschiedlich: Die Lichtpunkt- und Düsenschreiber sind in der Lage, alle auftretenden Schwingungen auch die schnellen des Phonokardiogramms (PKG) direkt

114 Elektrokardiografische Technik

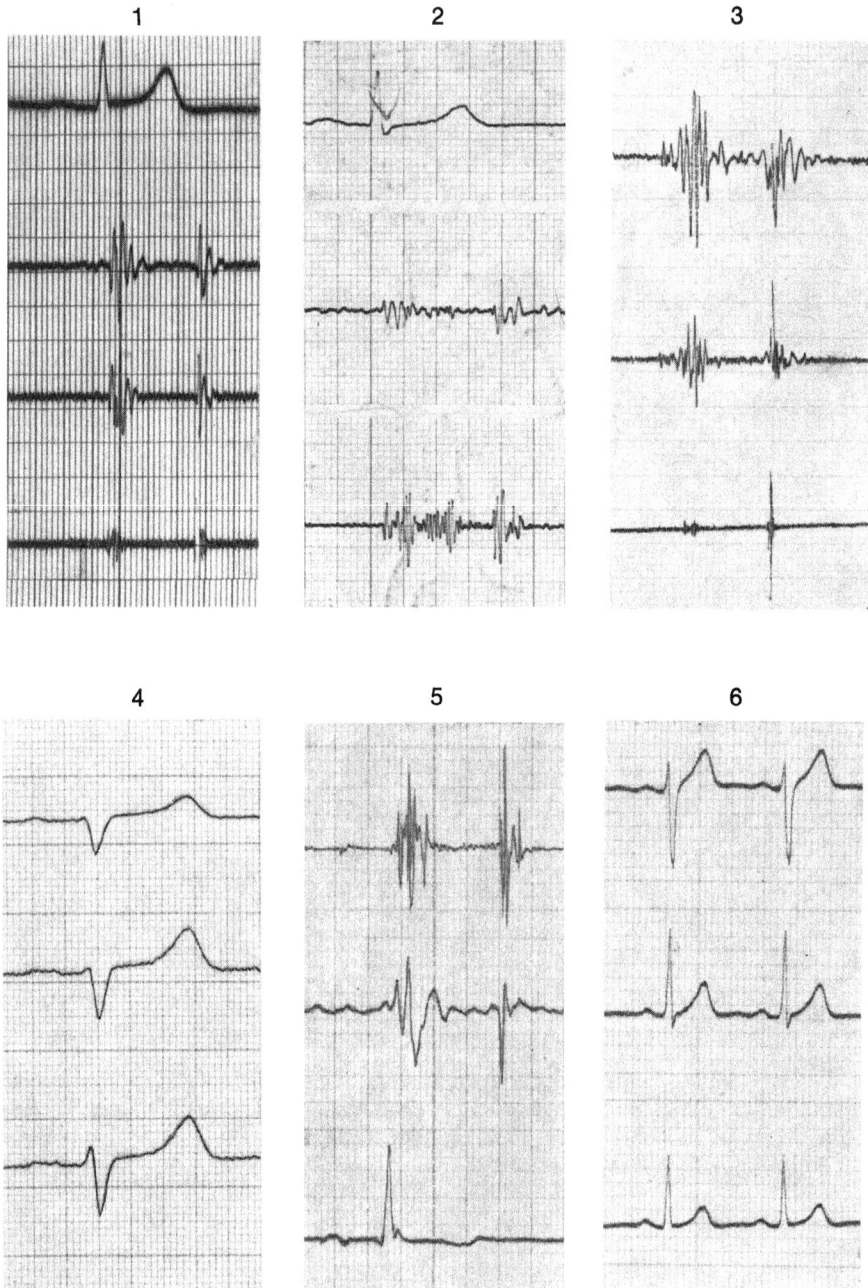

Abb. 58 Kurven in Schwarz-Weiß-Reproduktion

wiederzugeben. Die Hebeldirektschreiber bedienen sich ab einer bestimmten Grundfrequenz (um 250 Hz) des sog. Hüllkurven- oder Konturenverfahrens, auch integrale Herzschallschreibung genannt. Die heute üblichen Beurteilungskriterien des PKG wie Kurvenform, zeitliche Zuordnung zum EKG sowie Feststellung der vorherrschenden Tonhöhe sind mit allen Verfahren gleich gut möglich. Lediglich bei den sog. Mehrfachgeräuschen (z. B. Mitralstenose -Aorteninsuffizienz) sowie den musikalischen Herzphänomenen kann die frequenzgetreue Darstellung theoretisch Vorteile bieten. In Abb. 57 sind diese Ergebnisse auf Grund theoretischer Untersuchungen dargestellt. Praktische Versuche bestätigen die abgeleiteten Überlegungen. Man kann somit feststellen, daß das Hüllkurvenverfahren (Hebeldirektschreiber) gegenüber der frequenzgetreuen Darstellung (Düsenschreiber, Lichtpunktschreiber) des höherfrequenten Herzschalls für die Praxis bis heute keinen entscheidenden Nachteil ergibt.

Die Qualität der mit den verschiedenen Verfahren gewonnenen Kurven ist unterschiedlich. Sie unterscheidet sich durch Farbe und Kontrast. Alle Kurven lassen sich aber gut schwarz-weiß reproduzieren (Abb. 58). Die einzelnen Registrierpapiere sind verschieden empfindlich, den Einfluß von Hitze, mechanischer Beschädigung sowie chemischer Einflüsse veranschaulicht Abb. 59. In den letzten Jahren hat sich insbesondere die Güte der Hartwachspapiere gebessert, so daß sie gegen mechanische Beschädigungen widerstandsfähiger geworden sind. Die Qualität dieser Registrierpapiere ist, wie die Erfahrung zeigt, nicht immer konstant.

4.5.3 Weitere wichtige Faktoren

Die *Kompaktbauweise* der EKG-Geräte hat sich durchgesetzt, so daß jederzeit die einzelnen Verstärker und Schreibsysteme leicht ausgetauscht und ersetzt werden können. Für größere Arbeitsplätze stehen fest montierte Geräte in *Gestellbauweise* zur Verfügung. Der Zug zum automatisierten Elektrokardiografen ist deutlich. Besonders begrüßenswert erscheint eine *Tastenautomatik* mit festem Programmwähler. Darüber hinaus sollte aber auch bei jedem Gerät die Möglichkeit einer *individuellen Programmgestaltung* bestehen. Mit diversen neuen Apparaturen lassen sich die Extremitätenableitungen zusätzlich auch in der *folgerichtigen Reihung* (Kap. 3.2.2.2) schreiben. Ferner erweist es sich als praktisch, wenn sich

---

1 Lichtpunktschreiber (Bromsilber-Registrierpapier)
2 Hebeldirektschreiber (Hartwachspapier)
3 Düsenschreiber (Papier mit blauem Raster, blaue Kurve)
4 Düsenschreiber (Papier mit rotem Raster, blaue Kurve)
5 Hebeldirektschreiber (Pigmentschriftverfahren, schwarz)
6 Hebeldirektschreiber (Pigmentschriftverfahren, rot)

116 Elektrokardiografische Technik

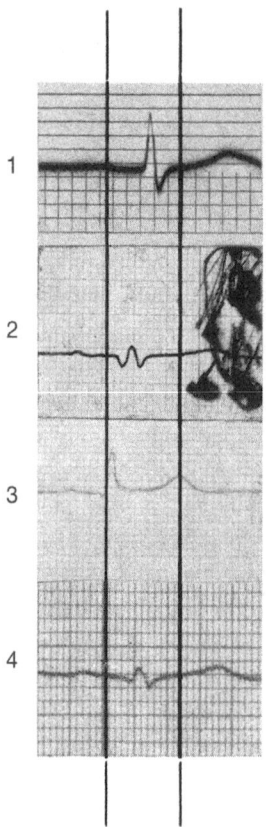

Abb. 59 Einfluß von Klebstoff, Wasser und Wärme auf die Kurven

Wasser: links
Klebstoff: Mitte
Wärme: rechts

1 Lichtpunktschreiber (Bromsilber-Registrierpapier)
2 Hebeldirektschreiber (Hartwachspapier)
3 Düsenschreiber (Flüssigkeits-Strahlschrift)
4 Hebeldirektschreiber (Pigmentschriftverfahren)

Gegen mechanische Angriffe sind alle Kurven ziemlich unempfindlich, die dünnwandigen Papiere (2 und 4) erfordern beim Aufkleben etwas manuelles Geschick

mittels einer *Rastung* die *Normalverstärkung* (1 mV = 1 cm) und eine *reduzierte Verstärkung* (1 mV = 0,5 cm) schnell und exakt einstellen lassen. Eine *Kontrolllampe* soll über die Betriebsbereitschaft des Gerätes Auskunft geben.

Die *Kühlung* des Elektrokardiografen ist bei röhrenbestückten Geräten von besonderer Bedeutung. Ventilatoren sind dabei nicht immer zu umgehen, stören aber bei der Aufnahme von PKG. Ein *Herzschallanschluß* ist nur dann zulässig, wenn der Frequenzgang des Gerätes (Verstärker und Schreibsystem) so bemessen ist, daß alle beim Herzschall vorkommenden Schwingungen wiedergegeben werden können. Bei Einkurvenschreibern ist die Aufnahme von PKG problematisch, da eine zeitliche Zuordnung zum EKG nicht ohne weiteres möglich ist. Eine Einrichtung zur Einblendung der R-Zacke hat eine gewisse Bedeutung. Eine *Mithöreinrichtung* ist wertvoll: Jederzeit können elektrisches Stethoskop, Kathodenstrahlsichtgerät und Tonbandapparatur angeschaltet werden. Eine genaue Ortung der akustischen Phänomene des Herzens ist mit dem Knochenschallmikrophon im Gegensatz zu dem Luftschallmikrophon nur bedingt möglich. Letztere sind aber für Fremdgeräusche empfindlicher.

Die *Kabelanschlüsse* für Ableitung und Erdung befinden sich oft in der Nähe des Gerätesteckers (Netzkabel). Durch parallel liegende Leitungen kommt es nicht selten zu Wechselstromeinbrüchen. Die *Ableitekabel* sollten leicht sein, artifizielle Veränderungen – besonders beim Steh-EKG – sind sonst die häufigsten Folgen. Nicht oxydierende *Stecker* und *Elektroden* verstehen sich von selbst, Silberelektroden bieten hinsichtlich des Widerstandes nachweislich keine entscheidenden Vorteile.

Bei den Direktschreibern bewährt sich eine *Beobachtungsmöglichkeit* der *Schreibsysteme*. Die Schreiber sollten auch bei kurzdauernder Einschaltung des Papiertransportes stets funktionstüchtig sein. Schließlich ist zu fordern, daß die geschriebenen Kurven sofort in das Blickfeld gelangen und daß sie möglichst kurz hinter dem Schreiber abgetrennt werden können. Eine gut funktionierende *Bezeichnungsweise* der einzelnen Ableitungen, und sei es auch in einer technisch einfacher zu bewerkstelligenden Codierung, erleichtert die Auswertung, nur muß sie rechtzeitig und am besten fortlaufend aufgedruckt werden. Eine *Beschriftungsmöglichkeit* oder Kennzeichnung der Kurve ist besonders für den Routinebetrieb bedeutsam. Die *Anzeige* des *Papiervorrats* erscheint ebenfalls wichtig, damit jederzeit überblickbar ist, wieviel Registrierpapier noch zur Verfügung steht. Eine möglichst einfache *Papiereinlage* wäre zu empfehlen. Die Papiergeschwindigkeit, mit der registriert wurde, sollte stets auf der Kurve ersichtlich sein. Bei Lichtpunktschreibern ist eine *Anzeige* der *Papiergeschwindigkeit* infolge der aufbelichteten Zeitschreibung gewährleistet; auch bei Direktschreibern ist das Problem einer Zeitmarkierung nicht unlösbar. Mehrere *Papiergeschwindigkeiten* sollten

118 *Elektrokardiografische Technik*

zur Verfügung stehen. Die schnellen Papierabläufe sind wichtig bei der Aufnahme von PKG, die ganz langsamen zur Beobachtung des EKG über längere Zeiträume (z. B. bei Extrasystolen).

Über die eventuelle *Anfälligkeit* der Apparaturen sollte man sich rechtzeitig orientieren. Die Wichtigkeit eines guten *Kundendienstes* ist ganz besonders zu betonen. Beim *Preis* eines Elektrokardiografen ist stets die Leistungsbreite mit zu berücksichtigen.

4.5.4 Welchen Gerätetyp für wen?

Für den Käufer ist es wichtig, ein preisgünstiges Gerät zu finden, das den gestellten Anforderungen entspricht. Die Anschaffungs- und Betriebskosten sowie die Anwendungsmöglichkeiten müssen mit den praktischen Forderungen optimal in Einklang gebracht werden (s. Abb. 60).

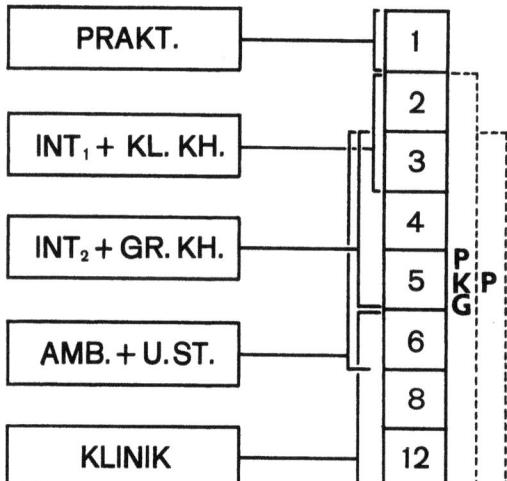

Abb. 60 Welchen Gerätetyp für wen?

PKG: Geräte mit Phonokardiogramm
P: Geräte mit Pulsschreibung
Zahlen 1–12:   Ein- bis Zwölffachschreiber

Für den elektrokardiografisch interessierten *Praktiker* kommt in der Regel nur ein 1-Kurvenschreiber in Betracht. Für den *Internisten* (Int_1), der sich mit der gesamten inneren Medizin befaßt sowie für das kleinere Krankenhaus ist ein (2-) 3-Kurvenschreiber am wirtschaftlichsten. Für den Internisten (Int$_2$), der sich vornehmlich der Kardiologie verschrieben hat und für das größere Krankenhaus ist ein (3-) 6-Kurvenschreiber das Gerät der Wahl. Für *Ambulatorien* und *Untersuchungsstellen* der Versicherungsträger sowie für die *Sport-* und *Arbeitsmedizin* kommt ebenfalls nur ein 3- oder besser 6-Kurvenschreiber in Betracht. Das standardisierte Programm soll möglichst schnell abgewickelt werden können. Für *Kliniken* stehen 6-, 8- und 12- (16-) Kurvenschreiber zur Verfügung. Dieselben sind auch für die *Intensivstationen* vorgesehen. Standardgeräte sind 1-, 3- und 6-Kurvenschreiber.

Der 1-Kurvenschreiber als *Zweitgerät* hat bis heute den erhofften Widerhall nicht gefunden. Die Aufnahme des EKG am Krankenbett konnte sich wohl in der Klinik durchsetzen, nicht aber in der Praxis.

Trotz des verführerischen Angebotes moderner Mehrkurvenschreiber soll nicht verschwiegen werden, daß auch mit einem 1-Kurvenschreiber ernsthaft Elektrokardiografie betrieben werden kann. Bei der Neuanschaffung sollte eigentlich kein Gerät ausgewählt werden, welches nur den jetzigen Notwendigkeiten entspricht. Es empfiehlt sich, mit Weitblick in die Zukunft zu schauen und abzuwägen, welches erweiterte Programm (z. B. Phonokardiogramm, Pulsregistrierung) sich später vielleicht als wünschenswert und notwendig erweisen wird.

4.6 Literatur

1. GAEDCKE, W.: Elektromedizin, Band 1. u. 2 (1956 u. 1957)
2. LEMMERZ, A. H. und R. SCHMIDT: Registrierfehler in der EKG-Praxis. Stuttgart 1964
3. NEWESELY, W.: in HALHUBER, M. J. und R. GÜNTHER, Praktischer EKG-Kurs. 3. Aufl. München 1968.
4. WIRTH, R.: Sitz. Ber. Physik. Med. Soz. 77, 35 (1954)
5. WIRTH, R.: Z. f. Biol. 109, 3 (1957)
6. WIRTH, R.: Z. f. Kreisl.Forsch. 46, 638 (1957)
7. WIRTH, R.: Die Medizinische 13, 499 (1958)
8. WIRTH, R.: Elektromedizin 3, (1958)
9. WIRTH, R.: Die Medizinische 12, 516 (1959)
10. WIRTH, R.: Röntgen- u. Laborpraxis 3, 38 (1960)
11. WIRTH, R.: tägl. prax. 1, 343 (1960)
12. WIRTH, R.: intern. prax. 1, 443 (1961)
13. WIRTH, R.: pädiatr. prax. 1, 167 (1962)
14. WIRTH, R.: Schedario di pediatria 4, 1 (1965)
15. WIRTH, R.: intern. prax. 1, 301 (1961)

Sachverzeichnis

Abgriff, herzfern 28
–, herznah 28
Abgriffswinkel 25
Abhängigkeit der Zackengröße von der Richtung der Ableitung 39
– – – – – des Vektors 39
Abhängigkeitsverhältnis der Extremitätenableitungen 31
Ableitung, gesetzmäßige Anordnung 33
–, historische Anordnung 33
Ableitungsbedingungen 26, 40
Ableitungslinie 26
Ableitungslinien, zusätzliche 34
Abschirmung 99
Aktionsspannungen 21
Amplitude 24
Amplitudenänderung 48
–, absolute 48
–, periphere 48
–, relative 48
–, zentrale 48
Analyse 21
–, vektorielle 71
Anfälligkeit (Geräte) 118
Angeborene Herzfehler 77, 81
Angina pectoris 81
Anlagestellen von Elektroden 105
Anomalie der Erregungsrückbildung 76, 78
Anterolateraler Infarkt 77, 81
Anteroseptaler Infarkt 77, 81
Aorteninsuffizienz 77, 80
Aortenisthmusstenose 77, 81
–, Erwachsenentyp 77, 81
–, infantiler Typ 77, 81
Arborisationsblock 76, 79
Arithmetisches Mittel 24
Artefakte (Gruppe A) 103
– (Gruppe B) 105
– (Gruppe C) 107
»Artifizielle Extrastolen« 107

Artifizielle Veränderungen des EKG 103
Atemversuch 76
Atmung 105
Aufgelöste Vektorschleife 69
Ausgangslage der Vektoren 86
Ausschläge 24
Ausschlagsrichtung in den Extremitätenableitungen 40
Auswertehilfen 110
Av-Intervall 16

Belastungs-EKG 13
Beschriftung 117
Bestimmungskriterien für das Vektorielle Minimum und Maximum 43, 57
Bestimmungstabelle, vektorielle nach HOLZMANN 43
–, vektorielle nach WIRTH 44
Betrachtungsmöglichkeit (Schreibsysteme) 117
Betrachtungsweise, vektorielle 23
Beurteilungskriterien des EKG 21
– des VKG 57
Bewegungstendenz der Vektoren 88
Bipolare Ableitungen 30
Bogenkoordinaten 113
Braun'sche Röhre 113
Brustwandableitungen 12, 28

Canalis atrioventricularis comm. 77
Computer 89
Computeranalyse 90
Cor pulmonale, akutes 77, 80
–, chronisches 77, 80

Dämpfung 111
Datenverarbeitung 89
Deutung 21
Dextroversio cordis 15, 78
Diagnose 21

Sachverzeichnis

Differenzwinkel zwischen Vektoriellem Maximum und Minimum 43
– – QRS und T 86
Digitalis 76, 78
Diphtherie – Myokarditis 76, 80
Dipol 23
Direktschreiber 112
Dokumentation 49, 92
Doppelgänger 18
Doppelüberlastung 77, 81
Drahtnetz 100
Dreiecksbeziehungen nach EINTHOVEN 24
Ductus botalli persistens 77
Düsenschreiber 113

Eichzacke 102
Einlaufdose 107
Einthoven-Ableitung 11
Einzelvektoren 29
Einziger Ventrikel 77
Eisenbahn (Wechselstromstörung) 100
Eisenmenger-Komplex 77
EKG-Analyse 21
EKG-Deutung 21
EKG-Geräte 111
EKG-Torquet nach LAUCK 110
Elektrische Felder 99
– Geräte 99
– Herzachse 24
Elektroatriogramm 12
Elektroden 101
Elektrodenlage 101
Elektrodenspray 101
Elektrokardiografische Gesetzmäßigkeiten 109
– Technik 98
Elektrolytstörungen 76, 80
Elektromagnetische Felder 99
Elektronenröhren 112
Empfehlungen für sachgemäße Aufnahme 98
Erdung 99
Erschütterungen (Apparatur) 107
Erster Teil des Vektoriellen Minimum 67
Erstickungs-T 19
Extrakardiale Einflüsse 77
Extrasystole 76, 79

Extrasystole, linksseitige 76, 79
–, rechtsseitige 76, 79
Extremitätenableitungen 11, 24
– nach EINTHOVEN 11, 24
– – GOLDBERGER 11, 24

Fallotsche Pentalogie (Operation) 77
– Tetralogie 77
– – (Operation) 77
– Trilogie 77
Faradaykäfig 100
Filter 102, 107
Fläche 22
Flächenwerte des EKG 110
Flanelläppchen 101
Flüssigkeits-Strahlschrift 113
Form 22
Form des VKG 62
Formanalyse 19, 62
Formbild des EKG 19
Formeln 110
Frequenzblende 102
Frequenztreue 111
Frontale Ebene 28
Frontales VKG 56

Gasleitung (Erdung) 99
Geometrische Darstellung 25
Gerätetypen 118
Gerichtete Größe 23
Gesetzmäßige Anordnung und Polung der Extremitätenableitungen 32
Gesetzmäßigkeiten, elektrokardiografische 109
Goldberger-Ableitungen 11, 24
Größe 23
– der Vektordrehung 86
– des VKG 60
Größenvergleich 48
Größenwerte des EKG 17
Gurt (Elektroden) 101

Hämodynamik 84
Hartwachspapiere 115
Hauptachse 24
Hautbeschaffenheit 101
Hebeldirektschreiber 112

122 Sachverzeichnis

Heizöfen 99
Heizungsrohr 99
Herzachse, elektrische 24
Herzferne Ableitungspunkte 56
Herznahe Ableitungen 56
– Ableitungspunkte 56
Hilfsmittel zur Auswertung 110
Hinterwandinfarkt 77, 81
Historische Rücksichten 93
Hochspannung 17, 76, 79
Hochspannungs-EKG 17, 76, 79
Horizontal-Ebene 28
Horizontales VKG 56
Horizontallage 75, 78, 85
Hüllkurvenverfahren 115
Hyperämie 101
Hyperkalzämie 76, 80
Hyperthyreose 76, 80
Hypertonie 76, 80
Hypertrophie 76, 80
Hypokaliämie 76, 80
Hypokalzämie 76, 80

Indirekte Ableitungslinie 34
Infarkt 77, 81
–, subendokardialer 77, 81
–, transmuraler 77, 81
Innersekretorische Störungen 76, 80
Inspirations-EKG 14
Integrale Herzschallschreibung 115
Integralvektor 24
Intrinsic deflection 18

Kabel 117
Kabellage 100
Kabelunterbrechung 102
Kaliber 110
Kalium-T 19
Kantenbildung im VKG 65
Kardioskop 113
Kennzeichnung der Kurven 102
Klemmen 100
Klingelanlagen 99
Kompaktbauweise 115
Konstruktionsschema für die Extremitätenableitungen 26
Kontaktmittel 101

Kontrollampe 117
Konturenverfahren 115
»Koronare« T-Zacke (Anomalie) 76, 78
Koronarinsuffizienz 81
Korrelation zwischen EKG und VKG 55
Kühlschränke 99
Kühlung des Gerätes 117
Kundendienst 118
Kupferlitze 99
Kurzschluß 102
Kurzwelle 99

Längsdissoziation 18
Lagetypen 75, 78, 85
–, extrem 75, 78, 85
Lagetypverlauf beim Kind 75, 78
Leitfähigkeit 101
Leuchtstoffröhren 99
Lichtpunktschreiber 112
Liege 101
Linearität 111
Linksextrasystolen 76, 79
Linksschenkelblock 76, 79
–, einfacher 76, 79
–, komplizierter 76, 79
Linksüberlastung 76, 80
Lochkarte 89
Lutenbacher-Syndrom 77

Magnetische Felder 99
– Speicher 89
Maskierte Form 19
Maßeinheiten 15
Maßstab 110
Mathematische Beziehungen der Extremitätenableitungen 25
Mechanische Speicher 89
Meßlineale 110
Meßmethoden 42
Messung 30
Milivolt (mV) 24
Mischform 19
Mithöreinrichtung 117
Mitralfehler, kombiniert 77, 80
–, operierte 77, 81
Mitralinsuffizienz 77, 80
Mitralstenose 77, 80

Sachverzeichnis

Mittlere Achse 24
– Herzachse 24
Momentanvektor 24
Muskelaktionsströme 23
Muskelzittern 101
Myodepressive Extrasystolen 18
Myoirritative Extrasystolen 18
Myokarditis 76, 80
Myokardschaden, infektiös-toxischer 76, 80
Myxödem 76, 80

Nahpotentiale 29
Nehb-Ableitung 12
Netzspannungsänderungen 107
Niederspannung 17, 76, 79
Niederspannungs-EKG 17, 76, 79
Normen 111
Nullelektrode 30
Nullinienschwankungen 105
Nulliniensprünge 105

Oberer Umschlagspunkt 18
Ösophagusableitungen 12
Operierte Mitralfehler 77, 81
Orthogonales Ableitungssystem 93
Orthostase-EKG 13
Örtliche Störung 29

Panzerherz 76, 80
Papiereinlage 117
Papiergeschwindigkeit 117
Patentsicherung 99
P-cardiale 18
P-dextrocardiale 18
Perikarditis 76, 80
Photographische Registrierung 112
Physische Entspannung 101
Pigmentschriftverfahren 113
Pit falls 18
Polung der Extremitätenableitungen 44
Potential 30
Potentialdifferenz 30
Potentiometer-Abgriff 35
PQ-Dauer 16
PQ-Intervall 16
PQ-Strecke 16
PQ-Zeit 16

Praktische Ablesetafel nach WIRTH 31
Pre-excitation 18
PR-Intervall 16
Preise für EKG-Geräte 118
Prinzipschaltbild beim VKG 56
Programmgestaltung 34
Programmierung 90
Projektion 38
Projektionswinkel 38
Proximitätseffekte 29
P-sinistrocardiale 18
Psychische Entspannung 101
P-Zacke 16
Pulmonale Hypertonie 77, 80
Pulmonale Stenose 77, 80

QRS-Dauer 16
Querdissoziation 18
Q-Zacke 16, 65

Rastung für Verstärkung 117
Ratschläge (Elektroden und Anlagestellen) 101
– (Geräte und Technik) 102
– (Kurve) 102
– (Patienten) 100
Rechenscheiben 42
Rechtsextrasystole 76, 79
Rechtsschenkelblock 76, 79
–, einfacher 76, 79
–, inkonstanter 76, 79
–, komplizierter 76, 79
–, unvollständiger 76, 79
Rechtsseitige Extrasystole 76, 79
Rechtsüberlastung 77, 80
Rechtwinkelige Koordinaten 113
Registrierpapiere 115
Registrierung 112
Reihenfolge der Extremitätenableitungen 33
Reihenuntersuchungen (Richtungsentwicklung) 53
Relative Ausschlagsgröße 48
Reproduktion von Kurven 114
Resultierende Größen 24
Resultierender Vektor 24
Richtung 61

Sachverzeichnis

Richtung des VKG 61
Richtungsanalyse 71
Richtungsbestimmung der Vektoren 42
Richtungsentwicklungen v. QRS u. T 52
Richtungswerte des EKG 23
Roller-coaster 18
Röntgenanlagen 99
R-Zacke 17

Sachgemäße Aufnahme von EKG 98
Sagittal-Ebene 36
Sagittales VKG 56
Sammelelektrode 30
Sandsäcke 101
Saugelektroden 101
Schadhafte Teile 102
Schalterstellung 102
Scharlach-Myokarditis 76, 80
Schaumgummipolster 101
Schematas 111
Schenkelblock 70, 79
–, einfacher 76, 79
–, komplizierter 76, 79
Schreibsysteme 112
Schublehre 110
Schutzvorschriften 111
Sektordiagrafie 49
Sektorenschema 23
Semihorizontallage 75, 78, 85
Semivertikallage 75, 78, 85
Sichtanalyse 89
Signalverarbeitungsanlage 90
Sinusförmige Kurvenabschnitte 65
Situs inversus 75, 78
Sokolow-Index 17
Spannungen 30
Spannungsabgriff 30
Spannungsquelle 99
Spannungsteiler-Schaltung 34
Speicherung von Daten 89
Standardableitungen 11
Standort im Vektorenplan 74
Standortwechsel (Gerät) 100
Starkstromleitungen 99
ST-Dauer 17
Stecker 117
Steh-EKG 13

Störungen der Reizbildung 76
Strain pattern 18
Strength 18
Strichbreite 109
Subendokardialer Infarkt 77, 81
Subvalvuläre Aortenstenose 77, 80
Summationsvektor 24
Switsch-over mechanism. 18
Sympathikus 76
System der vektoriellen Periodik 38
S-Zacke 17, 65

Tabelle der möglichen Gruppierungen
 (6 Ableitungslinien und 12 Vektorrichtungen) 39
Tabelle zur Bestimmung von Vektoren
 nach WIRTH 44
Tachykardie 76
Tastenautomatik 115
Teleprocessing 93
Tetanie 76, 80
Thales-Kreis 25
Thermoschreiber 112
Tintenschreiber 113
Transistoren 112
Transposition der großen Gefäße 77
Tremor 101
Trikuspidalatresie 77
Trockendirektschreibverfahren 113
Typenänderung, anatomisch 78
– durch Änderung der Ableitstellen 75
– durch Inspiration 75
–, hämodynamisch 78
– im Modellversuch 75
T-Zacke 17

Übergangswiderstand 101
Ulcer pattern 18
Umlaufgeschwindigkeit des VKG 61
Umlaufsinn des VKG 66
Unipolare Extremitätenableitungen nach
 GOLDBERGER 11, 24
– – – WILSON 12, 28
Unipolarer Abgriff 30
Untersuchungsliege 101
Untersuchungsraum 100
U-Zacke 17

Sachverzeichnis

V-Ableitungen 12, 28
Vagus 76
Vagus-T 19
Vegetative Krise 76
Vektor 23
Vektoränderung 50, 84
–, beginnende 87
Vektordrehungen, irreversible 84
–, kontinuierliche 84
–, reversible 84
–, schlagartige 84
Vektorenkennlinie 55, 72
Vektorenplan nach WIRTH 74
Vektorielle Analyse des EKG 71
– Bestimmungstabelle nach WIRTH 44
– Betrachtungsweise 23
– Reserve 87
Vektorieller Überblick 45
Vektorielles Maximum 43, 57
– Minimum 43, 57
Vektorkardiografie 42
Vektor-Peiler nach WIRTH 110
Vektorrichtung 24
Ventricular strain 18
Ventrikelgradient 110
Ventrikelseptumdefekt 77
Verarbeitung von Daten 89
Verbindungslinie 25
Verlaufsbeobachtung (Richtungsentwicklung) 52
Verlaufsformen der Richtungsentwicklung 53
Verstärker 112
Verstärkerempfindlichkeit 112
Verstärkerröhren 112
Vertikallage 75, 78
Verzerrung 111
Verzweigungsblock 76, 79
Virusmyokarditis 76, 80
Volumüberlastung 85
Vorderwandinfarkt 77, 81

Vordruck 92
Vorhofflattern 76
»Vorhofflattern«, künstliches 105
Vorhofflimmern 76
Vorhofseptumdefekt (Typ primum) 77
– (Typ secundum) 77
Vorhoftachykardie 76

Wackelkontakt 102
Wasserleitung (Erdung) 99
Wechselstrom 99
Wechselstromstörung 99
Widerstandsüberlastung 85
Wilson-Brustwandableitungen 12, 28
Wilson-Extremitätenableitungen 12, 28
Winkel Ableitlinie 39
– α 24
– β 38
– Vektorrichtung 39
WPW 76, 78
WPW im Wechsel 76, 78

Zacke des Vektoriellen Maximum 43, 57
Zackenzuordnung 16
Zeit 13
Zeitfaktor bei Vektordrehung 84
Zeitkonstante 111
Zeitpunkt der Vektordrehung 55, 84
Zeitspanne der Vektordrehung 55, 84
Zeitwerte des EKG 15
Zirkel 110
Zusätzliche Ableitungslinien 34
Zustand (Elektroden, Stecker, Kabel) 105
Zweitgerät 119
Zwerchfellstand 101
Zwischeneinstellungen (Vektorielles Maximum und Minimum) 46
Zwischenlage 75, 78, 85
Zwischenwerte bei der Richtungsbestimmung 44

Das ärztliche Gutachten im Versicherungswesen

Dritte Auflage. Herausgegeben von A. W. Fischer, R. Herget und G. Mollowitz

Band I: Juristische Fragen. Begutachtung der Unfallfolgen und Berufskrankheiten in der Chirurgie, Orthopädie, HNO-Heilkunde, Augenheilkunde, Stomatologie, Urologie und bei Hautkrankheiten. Rententabellen und Register. 886 Seiten mit zahlreichen Abbildungen und Tabellen.

Band II: Begutachtung der Unfallfolgen und Berufskrankheiten in der Inneren Medizin, Neurologie, Psychiatrie, Frauenheilkunde und bei Strahlenschäden. Register. 865 Seiten mit zahlreichen Abbildungen und Tabellen.

Der operierte Kranke

Die Nachsorge in der Praxis

Herausgegeben von H. E. Grewe und B. Sachsse
646 Seiten mit zahlreichen Abbildungen und Tabellen

Der Schlaf

Neurophysiologische Aspekte

Herausgegeben von U. J. Jovanović
260 Seiten mit 79 Abbildungen

E. Kahr
Der inoperable Krebskranke

Möglichkeiten der Therapie in Klinik und Praxis
160 Seiten mit 20 Abbildungen

H. L. Lauber
Das Pneumencephalogramm

Meßverfahren bei Erwachsenen
102 Seiten mit 27 Abbildungen, 21 Tabellen und einer Meßleiste

Im Verlag Johann Ambrosius Barth München

P. Beckmann
Moderne Gesundheitspflege
Übungen zur Gesunderhaltung und Leistungssteigerung
Zweite Auflage. 64 Seiten mit 69 Abbildungen

E. Gadermann und H. Jungmann
Klinische Arterienpulsschreibung
Lehrbuch und Atlas der unblutigen Sphygmographie
160 Seiten mit 120 Abbildungen

H. Habs und H. Seeliger
Bakteriologisches Taschenbuch
38. Auflage. 320 Seiten

R. Janker
Röntgen-Aufnahmetechnik
Teil I: Allgemeine Grundlagen und Einstellungen
7. Auflage. 436 Seiten mit 291 Abbildungen und vielen Tabellen.
Teil II: Röntgenbilder. 6. Auflage. 238 Seiten mit 222 Abbildungen

J. Keul, E. Doll und D. Keppler
Muskelstoffwechsel
Die Energiebereitstellung im Skeletmuskel als Grundlage seiner Funktion
256 Seiten mit 83 Abbildungen und vielen Tabellen

J. Ostadal
Biopsie und Punktion
Technik und diagnostische Bedeutung
219 Seiten, 114 zum Teil farbige Abbildungen

Im Verlag Johann Ambrosius Barth München

M. J. Halhuber und R. Günther
Praktischer EKG-Kurs
Eine kurzgefaßte Einführung in die klinische Elektrokardiographie
Vierte Auflage. 164 Seiten mit 79 Abbildungen

D. Michel und W. Zimmermann
Differentialdiagnose der Herztöne und Herzgeräusche
208 Seiten mit 37 Abbildungen und vielen Tabellen

H.-W. Kirchhoff
Praktische Funktionsdiagnostik des Herzens und Kreislaufs
182 Seiten mit 39 Abbildungen

H.-W. Kirchhoff und P. Beckmann
Regulationsstörungen des Herzens und Kreislaufs
Leistungsdiagnostik und Leistungstherapie
160 Seiten mit 26 Abbildungen

H. Roskamm, H. Reindell und K. König
Körperliche Aktivität und Herz- und Kreislauferkrankungen
Prophylaxe, Therapie und Rehabilitation
180 Seiten mit 45 Abbildungen

H. Winckelmann
**Taschenbuch zur ärztlichen Begutachtung
in der Arbeiter- und Angestelltenrentenversicherung**
Vierte Auflage. 221 Seiten

Im Verlag Johann Ambrosius Barth München

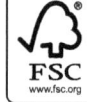

MIX
Papier aus verantwortungsvollen Quellen
Paper from responsible sources
FSC® C105338

If you have any concerns about our products,
you can contact us on
ProductSafety@springernature.com

In case Publisher is established outside the EU,
the EU authorized representative is:
**Springer Nature Customer Service Center GmbH
Europaplatz 3, 69115 Heidelberg, Germany**

Printed by Libri Plureos GmbH
in Hamburg, Germany